TRINCHERAS EN LA UCI

Carlos Blasco
@memesuci

TRINCHERAS EN LA UCI

Terapia intensiva de humor para alargarte la vida

mr

Martínez Roca es un sello editorial de Editorial Planeta, S. A.
Avda. Diagonal, 662-664 08034 Barcelona
www.mrediciones.com
www.planetadelibros.com

Diseño de la cubierta: Planeta Arte & Diseño

Ilustración de la cubierta: © Ed Carosia

ISBN: 978-84-270-4945-1
Depósito legal: B. 19.409-2021
Preimpresión: Safekat, S. L.
Impresión: Huertas, S. A.
Printed in Spain - Impreso en España

Certificado PEFC
Este libro procede de bosques gestionados de forma sostenible y fuentes controladas
PEFC
PEFC/14-38-00305
www.pefc.es

El papel utilizado para la impresión de este libro está calificado como **papel ecológico** y procede de bosques gestionados de manera **sostenible.**

ÍNDICE

Para mi madre, por plantar en mí la semilla del amor a la enfermería, educarme en el esfuerzo y darme el garbo andaluz que lleva en las venas.

Para mi padre, por apoyarme siempre, enseñarme a amar la música, por no dudar de mí y por inculcar su cabezonería maña en mi interior: has conseguido que no deje nunca de perseguir todo aquello en lo que creo.

Y, ¡qué coño!, también para todos aquellos pacientes que me han hecho vivir las situaciones mas surrealistas de mi vida y han hecho posible que escribir este libro fuera como una quedada con amigas para recordar todas las hazañas que hemos vivido hasta ahora.

Prólogo

Os preguntaréis por qué alguien en su sano juicio celebraría hipotecar los fines de semana a cambio de pasar tiempo con gente enferma que ni siquiera conoce y un sueldo de mierda. Además, el Día de la Constitución, el Día del Trabajo, Nochebuena, Nochevieja, la noche de Reyes… Absolutamente todas y cada una de las fechas importantes del año. Podría deciros que es por vocación, por ayudar a los demás y por la satisfacción de… bla, bla, bla; pero tampoco os quiero engañar. Aunque quizá un poco sí sea por eso, no me juzguéis tan pronto, pero la razón principal es… el salseo.

Como bien me enseñaron mis padres, trabajar en un hospital es la manera más fácil que tiene una persona normal y corriente de convertirse en protagonista de una telenovela venezolana repleta de todo tipo de anécdotas: líos amorosos, heridos de bala, apuñalados, perturbados agresivos, sobredosis, accidentes de tráfico y demás. ¿Suena suculento o no suena suculento? A primera vista, quizá no mucho dicho así, pero el estado adrenérgico que nos produce a quienes nos gusta el paciente crítico es similar a cualquier drogadicción que podáis haber estudiado en la Facultad.

Toda mi familia es del ámbito sanitario, así que las fiestas en las que podemos reunirnos acababan siendo un simposio de anécdotas que alternan entre lo grotesco y lo divertidísimo. Ya podéis imaginar a mi yo de pequeño, en miniatura, apoyado en la mesa del salón con los ojos como platos escuchando sus historias como quien va al cine por primera vez. Mi madre es enfermera y mi padre trabajaba en las ambulancias; de ese remix, he salido yo. ¿Qué podía salir mal? A todo esto, imaginaos a mi hermana, no sanitaria, escuchando con cara de repugnancia las muy escatológicas anécdotas de mis padres como el típico amigo que tenemos todos que no trabaja en el sector y te pide por favor: «¡no habléis de caca, que estamos comiendo!». Si estás leyendo esto y no eres del gremio, avisada quedas. En fin, que me voy por las ramas.

Cuando decidí que quería trabajar en un hospital, todo sonaba tremendamente emocionante. Hasta mi primer día.

Sudoración fría, nerviosismo, taquicardia, náuseas... Podrían ser perfectamente los síntomas del síndrome de abstinencia pero, desgraciadamente, solo me estoy describiendo a mí mismo en mi llegada al hospital después de graduarme. Por el aspecto que tenía mi cara, mis compañeros no sabían si ponerle la vía al paciente o ponerme una a mí. No le hubiera dicho que no a un suero glucosado. Era un cuadro, vamos, como todos cuando empezamos. Ya han pasado tres años y me sigo sintiendo el mismo novato, aunque ahora hable a los hemofiltros, le grite a las bombas y oiga alarmas en mi casa cuando todo está en silencio; vamos, que la quetiapina, antipsicótico que se da para la bipolaridad, me caía seguro. A alguna gente la mandan a terapia, a otra le pautan ansiolíticos, otros hacen deporte. Mi manera de gestionar el estrés es haciendo memes, como algunas ya sabréis. ¿Por qué hacer de mi vida un drama si puede ser una tragicomedia de *Sálvame Deluxe* con la mejor colaboradora de la prensa rosa —que es mi vida—, Meri? Ya la conoceréis, no voy a haceros *spoiler* todavía, pero creo que la vais a amar o la vais a odiar. Sin medias tintas. En esta historia, Meri es la persona con la que he vivido todas las situaciones que aparecen en los memes.

Risas, llantos, desesperación y frustración tan solo son unos cuantos ejemplos que se me ocurren ahora de emociones compartidas. En el hospital vivimos muchas situaciones en las que la carga emocional es altísima y eso, muchas veces, nos puede pasar factura. La muerte de un paciente joven, ver empeorar a otro con el que llevas días tratando y al que ya has cogido cariño, dar de alta a alguien por quien te has dejado la piel, el ingreso de uno de tus compañeros de trabajo… Todas estas situaciones vienen de la mano de emociones fuertes, emociones que necesitamos compartir con alguien, porque si nos las quedamos para nosotros, explotaríamos. Y ahí están, nuestras compañeras. A nuestro lado para compartirlas con nosotras y decirnos que es normal llorar, que es normal reír y que no se puede estar al máximo siempre, por más que la dirección del hospital espere eso de ti. También creo que por esa misma razón establecemos vínculos tan fuertes con nuestros compañeros, que se convierten en cuestión de poco tiempo, además de colegas de trabajo, en nuestros compañeros de vida. En nuestra familia. En fin, que me he vuelto a ir por las ramas.

Perdón, todavía no me he presentado. Aquí en la UCI me llaman Charlie, a partir de ahora vuestro enfermero hasta que acabe mi turno. Vengo a contaros por qué meterme en enfermería fue la peor y sobre todo LA MEJOR decisión que he tomado nunca, y cómo pasé de no saber ni cargar una medicación a empezar a dominar las mil y una máquinas que existen en la UCI.

Capítulo 1

ESTRENO EN «HOSPITAL CENTRAL»: EL PRIMER DÍA

Empezar a trabajar por primera vez en un hospital es algo similar a ir a la guerra, que te den un subfusil y te metan en medio del conflicto en, por ejemplo, Afganistán, sin que nadie te haya enseñado si quiera cómo usarlo. Bueno… o como si te mandan a la misma guerra pero sin arma. O directamente sin ropa. Las pasas putas, hablando claro. ¡Que no cunda el pánico! Después de pedir opinión a medio país, puedo decir que me he preparado bien para mi primer día o eso creo.

He venido armado con mi fonendo de cinco euros al cuello (que, por cierto, no sé utilizar), mis tijeras para vendajes con mi nombre grabado en ellas, un salvabolsillos (ese chisme que multiplica el almacenaje de los escasos bolsillos del uniforme), bolígrafos varios, un reloj que no da la hora y otras tijeras que realmente no cortan, que son para «clampar» o pinzar cosas y tienen un nombre raro. No tengo muy claro para qué las quiero ahora mismo, pero me aportan la seguridad que en este momento tanto necesito.

Me tiemblan hasta las pestañas, no os quiero engañar, me muero de nervios y siento que mi bolsillo pesa diez kilos. Después de decir esto me he dado cuenta de que es por el maldito salvabolsillos que me regaló cierto sindicato por afiliarme *petao* de bolígrafos, rotuladores, subrayadores y demás. Parece que vaya a montar una copistería, vamos. Yo no sé para qué quiero tanto cacharro, pero las *influencers* de enfermería lo llevan, y si ellas lo hacen, por algo será. Por si no sois del mundillo, os pongo en contexto. En el mundo de la enfermería existen dos tipos de enfermera: la que solo lleva un boli (que probablemente se lo haya robado a otra enfermera más novata) y la que directamente trafica con ellos como si fueran tabaco en la cárcel. He decidido ingresar en ese grupo, a ver qué pasa.

Llevo tres semanas de «reciclaje» en la UCI. Al principio, cuando me lo dijeron, pensaba que me iban a poner a separar los envases de plástico de los de vidrio, pero en realidad me están formando para trabajar aquí. Mi día a día se basa en convertirme en la sombra de otra persona durante un tiempo, para ver cómo trabaja y literalmente imitarla hasta que pueda considerarme autónomo laboralmente.

La responsable de mi formación es Isabel, una señora que calculo debe tener aproximadamente mil cuatrocientos cincuenta y tres años, cuya meta a corto plazo se divide cincuenta *porcieto* en jubilarse, cincuenta *portento* en prenderle fuego al hospital. Cada dos frases menciona que se va a ir a un centro de salud, lo pidió hace bastante tiempo pero tiene la esperanza de que la trasladen de un momento a otro antes de jubilarse. Su mantra ante cualquier situación que le requiera un mínimo de energía es: «Un día más en la UCI, un día menos para jubilarme». Sabe un montón, no me malinterpretéis, me ha enseñado mucho y su experiencia te puede sacar de un buen apuro, pero más de una vez me ha dejado politraumatizado al lanzarme sus afilados comentarios mirando por encima de sus picudas gafas de culo de botella. Siempre que hablo con ella tengo la sensación de que está constantemente al borde de sacar de su prehistórico bolso una caja de cerillas, abrir una bombona de oxígeno y ¡BUM! Pero luego, algún día aleatorio del mes, trae galletas caseras y me confunde. Le he cogido cariño.

Mi primera interacción con ella fue (cómo no) mi primer día, cuando un médico me hizo entregarle una petición de analítica para uno de sus pacientes. «¿Analítica urgente? Urgente es que me den mis vacaciones ya, porque como no me las den ya, me voy a coger la baja… Con lo mal que tengo yo la espalda. Mira, la analítica esta la vas a sacar tú porque, claro, tendrás que aprender, ¿no? La gente nueva tiene que aprender». Todo esto sin levantarse del sillón de la salita, evidentemente. Ale, ya he cobrado de gratis. A mí quién me manda decirle nada a nadie. De repente me encontré pinchándole la mano a un paciente que ni siquiera llevaba yo, y encima fuera de mi turno. Y mi *tupper* de macarrones llorando, frío en mi mochila.

Pero eso fue hace tiempo. Ya no me dejo pisar de esa manera. Bueno… por ella sí, me sigue dando un poco de miedo. En realidad, sigo siendo el mismo pringado, tampoco ha pasado tanto tiempo. Hoy, sin embargo, Isabel no trabaja porque por fin ha sido premiada con sus tan ansiadas vacaciones, así que me he enganchado modo lapa a otra veterana del servicio para estar con ella todo el turno y aprender distintas maneras de hacer los procedimientos. Sinceramente, no era mi primera opción, sé perfectamente que no le gusta enseñar y que me va a soltar alguna fresca, pero con tal de no tener que interactuar con la supervisora, todo es bienvenido.

—¡¿Otra vez a mí me toca formar a otrooo?! No me da la gana, estoy harta, no hacen más que hacerme perder el tiempo, tardo el triple en hacerlo todo, no puedo perder el tiempo con otro niño recién graduado. ¡Refuerzo es lo que necesitamos, no esto! Esto no es un refuerzo, es un martirio. —Se gira, me mira y la muy *salá* me suelta sin ningún miramiento—: Pero no es personal, eh, cariño. No va por ti, pero voy a hablar con la supervisora porque no me parece normal.

Para no ser personal se ha quedado bastante a gusto conmigo, señora. No sé cómo lo hago pero ya la he liado y aún no he tocado ni un paciente en lo que va de día. De los nervios me he puesto a sudar (aún más); entre eso y el clinclín que hacen las tijeras chocando entre ellas en mi bolsillo del pijama parezco el butanero de mi barrio el domingo por la mañana al sol, justo la imagen de profesionalidad y pulcritud que quiero dar... Perfecto.

Se abre la puerta y aparece Carmen. Repito: CARMEN. No... no lo entendéis. Carmen no es la supervisora de la UCI. Carmen es LA supervisora de la UCI. Como decía la Veneno «¡*conocía mundiar*!». La conocen en todos los hospitales de alrededor y os podéis imaginar que no por su simpatía. Dicen que una vez llamó imbécil en su cara al gerente del hospital donde trabajaba, así, a grito pelado, y no solo no le contestó, sino que además acabó pidiéndole perdón.

Digamos que no tengo pruebas de que eso sea cierto, pero tampoco ningún tipo de duda. No se le sube nadie a las barbas. Os pongo en contexto: una mujer bajita, acelerada, con un corte estilo bob y cara de cansada, supongo que por llevar a hombros el peso de la responsabilidad de la UCI y también el de los trescientos kilos de mala leche que tiene, que también pesan lo suyo. Se la reconoce fácilmente porque siempre va armada de una pequeña máquina como las que tienen las cajeras en los supermercados que sirve para poner precios. Se pasa tardes y tardes etiquetando las cosas del almacén para mentalizarnos de lo que vale un peine y para que no hagamos un mal uso del material del que disponemos. Todos tenemos la sospecha de que infla un poco los precios, por lo que ya nos lo tomamos hasta a risa. Siempre que se nos cae una gasa bromeamos entre nosotros: «¡Ahí van quinientos euros menos para el hospital!». Carmen se me acerca mirándome fijamente a los ojos y, con cierto recelo, me suelta:

—Tú llevas mucho reciclándote ya… Tienes que ir solo. Pero aquí no, claro. Aquí no quiero gente nueva, primero tenéis que rodar un poco, porque no puede ser que os manden aquí, no puede ser, no puede ser, no pue… —sigue diciendo en bucle mientras se va por el pasillo teléfono en mano, no sé si llamando a la policía para que me arresten de forma preventiva por intento de homicidio, o al director del hospital para que me despidan. ¡Si a mí me han mandado aquí sin preguntarme, yo quería pediatría! ¡A mí qué me cuenta! Tan solo ha confirmado mis sospechas, y es que, en estas tres semanas de formación, aún no se había dado cuenta de mi existencia. En todo este tiempo ya me ha llamado Javier, Víctor, Alejandro, Marcos, etcétera, y me ha mandado varias veces al laboratorio a llevar muestras al creer que soy celador. Yo he ido, evidentemente. Con el carácter que tiene como para rechistarle nada.

Carmen regresa rauda y veloz como haciendo marcha por el pasillo y me dice que tengo que irme a Urgencias porque falta una enfermera, así que empiezo en Urgencias «de número». ¿De qué número? ¿A quién tengo que llamar? Y sobre todo y más importante... ¿dónde está Urgencias? Después de explicarme con cara superlativa que «de número» quiere decir que ya no estoy de formación, con mi mochila al hombro voy siguiendo los carteles que me encuentro a medida que avanzo por la primera planta del hospital, cuando, de repente, oigo de fondo: «¡¡¡A mi padre aún no le han dado cama y no le han traído la comida!!!»; y otra voz que dice: «¡¡¡Enfermeraaa!!! ¡¡No cae la gotaaa!!», mientras una señora con el culo al aire deambula delante de mí como si se tratara de una figurante de *The Walking Dead*. Abro la puerta y ante mis ojos (acostumbrados al orden de la UCI) aparece un espacio abierto caótico, a la vez que abarrotado de gente, sumido en el más inquietante caos. Me atrevería a decir que he encontrado Urgencias.

—Hola, llegas tarde. Llevas las puntas del pasillo de medicina interna, tienes tres entradas por hacer y la señora del diecinueve dice que quiere la cuña. Ah, por cierto, aquí tienes el busca de paros (sí, es lo que piensas, un busca que avisa de paradas cardiorrespiratorias que hay que ir a atender inmediatamente). Si suena, te toca salir a ti. ¿Te queda claro? ¿A qué esperas? Mueve el culo.

Ansiedad, vieja amiga, bienvenida a mi cuerpo de nuevo. Paro el que me va a dar a mí por los disgustos que me estáis dando y solo llevo media hora de turno. Que alguien me traiga un diazepam. ¡Enfermera, por fa…! Ah, mierda. La enfermera soy yo. ¿Cómo que el busca de paros? ¡Si no sé ni encenderlo! ¿Dónde está el PIN? Cuando me llamen, ¿qué les digo, cambio y corto? ¿Aquí no es, señora, se ha equivocado, esto es Amena? Recojo del suelo la poca dignidad que me queda y me dirijo hacia las puntas del pasillo donde se encuentran mis pacientes. Al fondo creo divisar borrosamente la imagen de una chica morena, con el flequillo ladeado y la oreja llena de *piercings*, hablando con una señora mayor. No puede ser, sabía yo que no podía tener tantísima mala suerte hoy, algo bueno me tenía que pasar.

—¡Nena, eres muy joven para ser tan malhablada y vulgar! —se quejaba la anciana a la chica.

—Y usted es muy mayor para seguir viva y aquí estamos las dos, reina… —le suelta la joven—. Hágame el favor de volver a su habitación que ahora voy.

—Meri, de verdad te lo digo que un día te van a echar por decir estas cosas; ya la ayudo yo, señora, no se preocupe. ¿Qué necesita? —digo en vano mientras la señora se gira y se va, cómo no, con el culo al aire.

—¡Qué pasa, amoreee! ¿Te han metido en puntas? Vaya *pringao*. Esto fijo que ha sido la Cartones, la que reparte las camas. Seguro que te las va a poner todas a ti para que sus amigas las dinosaurias se pasen toda el día tocándose el higo. Esta gente es lo peor. Palo máximo.

Os presento a Meri. Meri es mi mejor amiga de la carrera, mi alma gemela pero con tetas, no podía ser todo perfecto. Estudiamos juntos y lleva trabajando un par de meses más que yo, los suficientes para haberse convertido de forma inmediata en mi enfermera máximo referente hasta que lleguen las diez de la noche y me dejen irme a mi casa sin haber matado a nadie ni haberme muerto yo. Es... hum, digamos que «muy espontánea». ¿Sabéis esa vocecilla que todos tenemos en la cabeza que nos dice que eso que estás pensando es demasiado cruel como para decirlo en voz alta sin que nadie se ofenda? Pues la de Meri abandonó su cuerpo hace bastantes años, se fue a por tabaco y nunca volvió, pero tiene tanta suerte que nunca le ha traído represalias y, de hecho, suele ser bien recibida, hasta con buen humor. Meri es la típica persona con la que prometes casarte si a los treinta y cinco ninguno de los dos tenéis pareja, lo cual últimamente parece bastante probable para mí. A Meri no le va demasiado bien con los hombres y a mí tampoco, por mucho que ella se empecine en presentarme hasta al conductor del autobús que nos trae al hospital. Meri, podría decirse que directamente, los espanta. No me extraña y a vosotros tampoco lo hará cuando la conozcáis más adelante.

A partir del tórpido encuentro con la señora mayor, Meri y yo nos metemos mano a mano a hacer todos y cada uno de los ingresos, entradas, analíticas, hemocultivos, sondajes y vendajes habidos y por haber, inseparablemente juntos, como si fuéramos dos piezas de un puzle. Menos mal que estaba ella, mi vida no es la única que ha salvado, aunque fuera de forma colateral. Su aparición hoy ha sido como ver a la Virgen de Lourdes, con su halo brillante sobre la cabeza y todo, aunque el rollito de santa no le pegue nada.

—¡Vaya tela, *amore*! Te juro que no era capaz de cogerle la picha a ese para sondarlo, eh... Un poco más y meo yo en el bote por él. Que, por cierto, llevo tres horas queriendo ir al baño y por ayudarte aún no he podido, te odio. Me vas a compensar comprándome un bocata de beicon-queso en la cafetería. Bien de queso quiero, que rebose. Déjame el boli un segundo para firmar la medi, que no llevo encima, plis.

—Toma, pero devuélvemelo. A ver, la picha, muy grande no era, pero igual, aunque estuviera en coma el hombre, ponerte a cantar ABBA en el box, no ha sido muy considerado por tu parte.

—¡Es que es un temón, *amore*! Chiquitita dime por quééé... Ayer me puse a ver la peli de *Mamma Mia*, la primera, y me fui a las mil a dormir. Cuando tengamos vacas nos vamos a Grecia juntos y lo recreamos.

—Estás fatal... Yo estuve con un ex. Spoiler: sale mal. Por cierto tía, me tienes que dar todos los consejos que puedas porque voy superperdido. No me entero de nada y encima me falta un montón de conocimientos... Y ya de práctica, ni te cuento. Ni siquiera sé lo que no sé y debería saber sabiendo encima que es superimportante que lo sepa, ¿sabes?

—Mira, no te he entendido nada, cariño. Relájate un poco y disfruta, Charlie. Esto es la jungla. A mí me dijeron cuando entré que lo mejor que podía hacer era venir con un buen libro debajo del brazo.

—¿Y te funcionó?

—Me dio mucha paz. Yo me traje *El código Da Vinci*, y la verdad es que el turno fue un desastre pero, oye, la trama... ¡qué intriga, *amore*! ¡Se me pasó la tarde volando! Aunque se me escaparon dos pacientes por estar leyendo en el baño, pero eso que me ahorro de pincharlos, todo son ventajas. Por cierto, ¿te queda medi aún?

—Hum… solo me queda ponerle un antibiótico a la señora del dieciocho y ya habré acabado, creo. Lo tengo aquí preparado, acompáñame un segundo, porfa, y vamos a la cafe —dicho esto cojo mi carro como si fuera mi tacatá y lo planto en la puerta del box.

Meri llama a la puerta, entra, y no pasan ni diez segundos que ya ha vuelto a salir.

—¿Qué pasa, tía? No me has dado tiempo ni a coger el antibiótico.

—Una preguntita, así, tonta… ¿cómo se llamaba exactamente la señora del dieciocho?

—Pues que yo sepa se llama María, ¿por?

—Nooo… más que nada te lo preguntaba porque ahora María se llama Manolo, tiene bigote y está su esposa sentada al lado dándole la manita, para que lo supieras —dice ante mi asombro—. Es broma, *amore.* Esto ha sido la Cartones, que te ha movido los pacientes sin decirte nada. A esta le voy a arrancar la peluca un día de estos, me tiene hasta el higo. De toda la vida si haces un traslado, avisas a la enfermera, coño. ¿Qué somos nosotras, las tontas de turno o cómo va esto? Ven, que te la voy a presentar.

Imaginaos el típico trilero con su mesa y sus tres cubiletes moviéndose de lado a lado y él preguntando a la gente que dónde está la bolita. Pues cambiad los tres cubiletes por cuarenta etiquetas de pacientes y una señora moviéndolas igual de rápido sobre un cartón en el que pone las habitaciones donde está cada uno. A eso se dedica la Cartones, y lo que dice la Cartones va a misa.

—Esta va al doce que hay al lado una señora y así cierro el box con dos mujeres. Este lo llevas a Rayos y de ahí lo vas a meter en el cuatro que está vacío. Al del tres lo vas a llevar al ocho, vamos a pasar la lola por el box porque era Marsa (lo sé, endiablado: coloquialismo enfermeril para MRSA o Staphylococcus aurea resistente a la meticilina... Seguro que ahora entiendes que abreviemos...), luego lo vas a volver a meter en el tres como preventivo. Y al del cuatro lo dejamos bloqueado en aislamiento porque tiene una pseudomona multirresistente... —va comentando la cartones para sí misma.

—Cariño, ¿me podrías decir qué ha pasado con la del dieciocho para que ahora María se llame Manolo? Más que nada porque casi le casco el antibiótico al paciente que no es y te lo preguntaba para ir pensando qué decirle al juez cuando me meta en la cárcel por tu culpa.

—A esa te la he metido en el once con otra señora. Déjame, que tengo mucha faena.

Meri acepta la respuesta con tranquilidad y vuelve al pasillo donde se encuentra, ahora sí, María, para administrarle el antibiótico que le tocaba y por fin poder acabar la ronda de medicación.

—Qué tranquila le has contestado para lo cabreada que estabas antes, amiga —le digo.

—La venganza es un plato que se sirve frío, *amore*. ¡*Vendetta*! Ya verás.

Justo acaba la frase y aparece por el pasillo la Doctora Jones. Ni siquiera sé cómo se llama en realidad, pero la llamamos así porque es la Indi de la UCI: se pasa el día ingresando momias bicentenarias que no deberían estar en un hospital y probablemente, tampoco vivas, en general. Por su apariencia de pelo perfecto, cutis perfecto y toda ella perfecta, asumo que, además de buena familia, viene de una universidad privada y no está muy acostumbrada a la vida real. Sobre todo a tratar con enfermeras que no están dispuestas a convertirse en sus esclavas personales.

—Hola, chiquis, os van a ingresar a una señora politraumatizada que tiene ocho costillas y ambos fémures rotos y un TC (traumatismo craneoencefálico, ahí es nada) leve. Ha hecho un neumotórax a tensión (vaya, que los pulmones no van), pero se lo han pinchado los de la ambulancia. Está séptica además por una ITU (al borde del colapso multiorgánico por una Infección del Tracto Urinario). Ah, y pelvis inestable (lo que faltaba…). Sorprendentemente, en Glasgow quince (¡pues menos mal! Habla, se mueve, comprende…). Tenemos que ir a por todas con esta señora. Tiene noventa y ocho años —dice la última frase medio susurrando. A mí no me dejéis vivir tantos años si me voy a romper por tantos sitios, os lo pido por favor.

—Chiqui, no; Meri para ti. ¿Pero qué estaba haciendo la señora? ¿A ciento ochenta kilómetros por hora por la autopista con la escúter o qué *pa* romperse tantas cosas? —le suelta Meri con mala gana.

—Se estaba poniendo las medias y se ha caído… —reconoce avergonzada la médica.

—Joder, pero ¿se las estaba poniendo en el balcón o cómo? No nos traigas más momias a urgencias, por favor te lo pido, que vamos de culo. ¡Que alguien pare a la arqueóloga esta! ¡Que le quiten el fonendo!

—Oye, a mí no me hables así, ¿vale? Mira que pone aquí: «MÉDICO». Yo soy el médico y aquí las órdenes las doy yo, así que a cumplir.

—Tranquila arque… digo… doctora. Ahora mismo preparamos todo —le digo para intentar apaciguar un poco las aguas.

Miro por el rabillo del ojo a Meri para encontrarme que su cara, ahora llena de ira, ha tomado una tonalidad rojo chillón y no le sale humo de la nariz de milagro. La Doctora Jones da un giro de tacón y se va hacia su despacho melena al viento, objetivamente ofendida. Meri lleva muy mal el tema del clasismo interprofesional entre medicina y enfermería. Es acérrima defensora de las «competencias enfermeras» y de la evolución que nuestra profesión ha dado a lo largo de la historia, y si tiene que plantar al médico más prestigioso del hospital, lo hará. De hecho, creo que incluso disfruta al encararse con ellos, porque así tiene la justificación oportuna para hablarle mal a los que, por desgracia, aún hoy en día se consideran superiores a ti porque así los instruyen en la Facultad.

—Como me vuelva a hablar así, te juro que la ensarto con un trocar torácico como si fuera un pinchito de pollo y le arranco con los dientes los pelos de rata esos que me lleva. Esta y yo un día la tenemos, acuérdate de mis palabras. La tenemos.

Empezamos a preparar el box para recibir a la señora que nos tiene que ingresar cuando una mujer con cara de llamarse Cayetana, tener dos apellidos compuestos y varios bolsos Louis Vuiton, saca su voluminosa permanente a relucir dentro de la habitación en la que estamos trabajando sin que nadie la haya invitado y con la más pija y nasal de las voces, nos dice:

—Oye, si no me atendéis ya, me voy a ir... Llevo como... media hora, es muy fuerte. He venido porque hace tres meses que me duele un poco el hombro.

—Está usted en el box de paros, primero de todo, así que fuera de aquí. Segundo, ¿sabe usted que eso no es una emergencia, verdad? —le espeta Meri mirando al fondo del pasillo, por donde pasa una camilla corriendo con un enfermero encima haciéndole RCP (reanimación cardiopulmonar) a un paciente que iba de camino a quirófano—. ¿Ve eso? ESO es una emergencia. Váyase a su centro de salud más cercano que la atenderán encantados.

—¡Pues que sepas que me voy! —dice a lo duquesa de Alba prácticamente sin mover la boca a consecuencia de las cantidades ingentes de bótox de sus labios salchicheros.

—¡Ole, una menos! Tiki tiki —celebra Meri haciendo un bailecito con los brazos.

—Tía, pero disimula un poco al menos. Como te vea la súper...

—¿Qué va a hacer? ¿Echarme? JA. Ojalá. Tú date un par de semanas y ya verás como acabas hasta el coño como yo, ya verás. Que esto no lo aguanta nadie sano de la cabeza, hombre. Mira, por ahí viene nuestra princesa rota.

Entran por la puerta dos técnicos de emergencias empujando una camilla con una mujer de edad avanzada y de apariencia frágil pero entrañable tumbada encima. Entre los cuatro hacemos el transfer a nuestra camilla y después acaban de pasarnos el parte de lesiones. Meri me mira con cara de perversión, y antes de que pueda hacer nada tras leerle las ideas, le suelta a uno de los dos técnicos:

—Este está soltero, por si te interesa —señalándome con la cabeza—. Yo es que ni que me tiren el ramo me caso, los hombres no servís para nada, me voy a hacer lesbiana. Pero este es muy listo, eh, aparte de guapo, toca el piano, sabe hacer jarrones, te hace de *to*.

—¿Ehhh? Jajaja. No, si a mí no me gustan los chicos. Oye, el collarín nos lo tendríais que devolver luego, cuando podáis, que solo llevamos uno de repuesto en la ambulancia.

Intentando distraer la atención de alguna manera me pongo a valorar a la señora con cuidado tras sacarle la analítica.

—Hola, soy Charlie, el enfermero. ¿Me podría decir cuánto dolor tiene de cero a diez? Cero es nada de dolor y diez es el peor dolor que ha sentido jamás —digo mientras le ilumino las pupilas con mi linterna recién comprada en el chino para valorar la reactividad.

—¿Y no te gusta esta chiquita, con lo mona que es? —le dice la señora politraumatizada al técnico de ambulancias.

—¡Señora, usted no se meta que yo lo quiero para mi amigo! Yo odio a los hombres, no traen más que disgustos —dice Meri mientras le pasa suero por la vía.

—Yo también los odio… —digo en voz baja riéndome—. Pero señora, céntrese. ¿Podría responderme? Recuerde, de cero a diez. Cero nada de dolor, diez el peor dolor de su vida.

—Pues se te va a pasar el arroz… ¿Eh? ¿Que si me duele? Uy, mucho, mucho. ¡MUCHÍSIMO DOLOR! Me duele mucho todo. Estoy fatal.

—Uy, pues para meterse en mi vida no le duele tanto —dice Meri.

—Calla, que me la distraes. Eso... eso no es un número, señora... Por favor, de cero a diez.

Ante la alucinación de los chicos de la ambulancia, yo sigo haciendo mi faena para intentar disimular que me he puesto rojo como un pimiento. Estabilizamos a la señora y llamo para llevarla a la UCI. Al acabar de pasar el parte por teléfono, la chica al otro lado de la línea me dice:

—Bueno, pues la vamos a ingresar en el box tres. Dame media hora y ya me la traes cuando quieras, que están acabando de limpiar. Por cierto, tú eres el Charlie, ¿no? Espérate un momento, no me cuelgues, que la súper quiere hablar contigo.

Como si no hubiera suficiente hoy, ya me vuelven las taquicardias de oír eso. Nunca son buenas noticias, pero hoy nada está yendo como suele ir normalmente, así que ya no sé qué pensar.

—A partir de mañana estás ubicado.

—¿C... cómo? —no me salía ni la voz.

—Que desde mañana vas a trabajar única y exclusivamente en la UCI.

Ni me ha dado tiempo a celebrar la noticia cuando oigo que me ha colgado el teléfono, pero me da igual. Lo mejor de todo es que a Meri también la ubican a la vez que a mí, a ella se lo dijeron antes. Esto se pone divertido. Por una parte me tranquiliza pensar que cualquier cagada que haga va a verse infinitamente eclipsada por las burradas que le salen a Meri de la boca, que no son pocas. Por otra parte me tranquiliza aún más saber que voy a trabajar codo con codo con mi mejor amiga, aunque sea en un sitio tan difícil como lo es la UCI. Sea como sea, esto tiene buena pinta. Ahora empieza el mambo. Después de un turno bastante movido, aprovechamos el descanso para sentarnos un momento en la salita.

—¡Que nos vamos a la UCI, *amoreeeeee*! —me dice Meri mientras se come la merienda.

—Tía, perdona que al final no te he ido a comprar el bocata, se me ha olvidado completamente con tanto jaleo. Tengo la cabeza hecha un bombo.

—Bah, ni te preocupes, este está de muerte. Es de… salmón y aguacate —dice tras abrir el bocadillo para comprobar qué lleva. Se saca un bolígrafo de cuatro colores del bolsillo y se pone a escribir cosas en un papel.

—Tía, pero si me has dicho que no tenías boli, ¿de dónde has sacado ese?

—Se lo he robado a la Cartones. Que se joda, por hacernos lo de antes.

—Aaah, a eso te referías con que te ibas a vengar…

—¿De quién te crees que es el bocadillo que me estoy comiendo? Jajaja. ¡Ya te he dicho que la venganza es un plato que se sirve frío!

Capítulo 2

UBICAINA 100MG: LOS DIEZ MANDAMIENTOS

Al parecer, ya formo parte oficialmente del equipo de la UCI. Hoy me toca de mañanas, así que, con la ansiedad que me caracteriza, me planto en el recibidor del hospital cuarenta y cinco minutos antes de la hora, no vaya a ser que lo cierren y me pille fuera. Yo es que soy un poco angustias, ya lo estáis viendo. En cuanto entro por la puerta de la UCI me encuentro varias figuras en las sombras, sentadas en sillas, tapadas con una manta como si se tratara de espectros de ultratumba que no puedo ver bien porque las luces están apagadas. Las enciendo sin maldad alguna cuando esas sombras, que resultan ser enfermeras, me chistan y me hacen volver a apagarlas rápidamente. Meri aparece por la puerta con un litro de humeante café en la mano y una legaña en cada ojo del tamaño de dos nísperos.

—Uaaah… —bosteza—. Eso que ves son las enfermeras del turno de noche. Lección número uno: jamás enciendas las luces de golpe en el turno de noche. Son como los gatos, están acostumbradas a la oscuridad y a no hacer ruido. Uf, tengo sueño máximo.

Aparece Carmen en el *office* sin decir ni buenos días y empieza a coger varias de las decenas de botellas de agua que hay encima de la mesa de los turnos anteriores como si estuvieran de oferta en el Carrefour.

—¡Esta lleva aquí una semana! Fuera. ¿Aquí que pone? ¿Irene? Esta no trabaja aquí. A la basura. ¿María? María lleva sin trabajar cinco días, a la basura. ¡Esta no esta ni rotulada! ¡¡Tenéis que rotular las cosas!! ¿Cómo os lo tengo que decir? Esta la voy a usar para el agua de la cafetera, que si no la repongo yo, no la repone nadie. De verdad que parezco la supervisora de una guardería. ¡Harta me tenéis! ¡HARTA!

—Buenos días a ti también… —dice Meri después de darle un buen trago al café—. En fin, Charlie, cógete el box cinco que así estamos juntos y si pasa algo te ayudo, *amore.* Esto no es como Urgencias, qué te voy a contar. Como vean un apósito de una vía arrugado, te va a faltar campo *pa* correr, así que, atención máxima.

Bien cauteloso y con mi libreta de apuntes en mano me dirijo hacia mi box, donde me espera una chica la mar de amable y ojerosa que me pasa el parte y me desea buena suerte en mi primer día.

Hablemos claro: mi box de hoy es un cuadro. Mis semanas de reciclaje me han dado un mínimo de rodaje, pero no es lo mismo estar tutelado por alguien veinticuatro horas al día, siete días a la semana, a tener tú solo la responsabilidad íntegra.

Llevo a dos pacientes: uno de ellos está atado a la cama y está plenamente convencido de que en realidad es Jesucristo. Qué malo es el alcohol. Si habéis llegado hasta aquí, seguid mi consejo y no bebáis. O… mejor dicho, bebed lo suficiente como para poder aguantar a gente así pero sin pasaros demasiado o acabaréis con enemas de lactulosa por turno, para poder «evacuar», ya me entendéis. Mi otra paciente es una señora que, por lo que me han contado, cada vez está más séptica y puede acabar entrando en *shock*. En los quince minutos que llevo dentro de la habitación, «Jesucristo» ya me ha bendecido dos veces y el hombre me está ofreciendo el pan que le sobró de la cena y su botella de orina para que tome el cuerpo y la sangre de Cristo. No, gracias. Le he dicho que ya venía desayunado y bautizado de casa. No es que me apetezca mucho que me tiren orina en la cabeza, así, de buena mañana. En fin… Eso de que mi otra paciente esté séptica, y no pueda valorar cuánto, no me deja respirar tranquilo, porque creo que en cualquier momento todo se va a ir al garete, voy a tener que actuar rápido y no voy a saber cómo. La única manera que se me ocurre de calmar un poco mis nervios es ir a avisar a los médicos de guardia para que al menos sepan a qué box ir corriendo si oyen un grito.

Al volver a mi box me doy cuenta de que, en algún momento del turno, Jesucristo le ha soltado alguna de sus iluminaciones a la auxiliar que está conmigo, Sara, y debe haber acertado en algo, porque ahora tengo cinco personas más metidas en el box preguntándole si van a casarse pronto o si a su hijo le va a ir bien con el negocio que ha abierto. Yo no doy crédito. Aunque nunca se sabe, oye. Le he dicho que soy Géminis con ascendente en Cáncer por si acaso me suelta algo interesante, no hay que cerrarse puertas. En realidad, aunque esté desorientado, es hasta cómico. Tampoco es que le preste mucha atención porque tiene poca medicación y, dentro de lo suyo, está bien. La que me sigue preocupando es la señora de al lado. ¿Sabéis esa sensación que tenemos a veces cuando vemos a alguien y decimos «Hum… no sé qué exactamente, pero hay algo aquí que no me gusta»? Pues eso me pasa con ella, así que me asomo al box de Meri para preguntarle. Su box comunica con el mío por una pared que tiene una pequeña parte de cristal por donde pasa la luz. Suficientemente grande para que al otro lado se perciba perfectamente una sombra moviéndose, que no es más que Meri perreando a ritmo de Bad Bunny como si estuviera en un chiringuito de playa en Caños de Meca.

—¿Esta *rave* que tienes aquí montada a qué se debe y por qué no he sido invitado? Tienes a mi Jesucristo recitando a gritos el Apocalipsis, por tu culpa desorientado perdido. Que vendrá una plaga, un virus, una pandemia o no sé qué y nos matará a todos. Bájale la voz a eso, anda. ¿Cómo quieres que nos organicemos para trabajar? Va, vamos a empezar, que por la mañana siempre me lía y los médicos pedirán mil cosas en cuanto pasen visita.

—Peepa y agua pa la seca… Cheee —canta Meri—. Primero un cafelito, ¿no? Que no son ni las nueve. Pero bueno, de los míos, a uno ya le hemos hecho la higiene nada más entrar porque estaba cagado hasta arriba y la otra tiene TAC o quirófano, así que de momento, nada. Que dicen que tienen que ponerse de acuerdo los intensivistas con los anestesistas y que luego ya nos dicen. ¡JA! ¡Peleíta, peleíta!

—¿Cafelito? Pero si te has bebido ya un litro del termo, te va a dar una taquicardia. ¿Y por qué dices eso de peleíta? A mí hay que explicármelo todo, que soy nuevo, acuérdate. ¿Qué pasa entre intensivistas y anestesistas?

—¿Que qué pasa? —dice riéndose. Se aclara la garganta y empieza a hablar con voz de documental de animales—: Hace mucho tiempo, en la sabana africana, las dos especialidades vivían juntas en perfecta armonía, iban juntas a clase, se sentaban al lado, incluso compartían los apuntes. Pero todo eso cambió cuando empezaron a competir por el trono. Tras una guerra ardua y sanguinaria, anestesia se hizo con el poder del quirófano y de la reanimación mientras que intensiva se apoderó de nuestra joya de la corona: la UCI. Al menos en este hospital, en otros hospitales manda anestesia, pero esa es otra historia. Total, que me estoy enrollando mucho, que desde entonces están picados entre ellos por ver quién la tiene más grande y quién lleva mejor a un paciente crítico. Siempre se pelean entre ellos, mola mucho, la verdad.

—Pero que se pelean ¿por qué? No me estoy enterando, creo.

—Pues por su ego, *amore*, como siempre. ¡Son médicos! Los médicos siempre se llevan los bombones, los dibujos horrorosos que hacen los hijos de los pacientes, los bolígrafos ajenos y, sobre todo, el reconocimiento. Más aún cuando acaban de empezar. ¡Son como Campanilla! Si no son los protagonistas y les aplauden, se mueren. El ego es lo peor. Lección número dos: nadie es imprescindible. Ten claro que si mañana coges la baja y no vienes a trabajar, a nadie le va a importar, te van a sustituir por otro, y fin. Somos números. Bueno, a mí, sí, *amore*, yo te quiero mucho. Ego cero.

—Aaah, lo voy pillando. Pues ya son ganas de ponerse la medallita. ¿En enfermería no hay gente así que también se pelee por ego? No me creo que no la haya.

—Hum… sí. Pero es un poco diferente. Hay algunos médicos frustrados, mandonas que tratan fatal a las auxiliares como si fueran inferiores, sabelotodos y demás. Pero, *amore*, nosotras limpiamos culos, entre muchas otras cosas, por supuesto. Eso te hace tener los pies en la tierra. Los médicos solo se ensucian los guantes si es de sangre, que te quede bien clarito. Menos mal que la mayoría son gente normal y agradable, pero hay cada uno… Mira a la Jones. Esa, si pudiera, te mandaría que le trajeras un café y le limpiaras los zapatos —dice mientras empezamos a escuchar una voz lejana gritando.

—¡Mas no tengáis miedo! Pues yo soy el primero y el último. Aquel que vive, pues morí…

—Meri, vente para mi box, que Jesucristo ya se ha despertado de la siesta —le digo mientras salgo de su cubículo y entro en el mío—. Hola, ¿necesitas algo? ¿Tienes dolor, frío, algo en lo que pueda ayudar? Me llamo Charlie, seré tu enfermero de hoy.

—Bienaventurados los que hacen la paz, pues ellos serán considerados como hijos de Dios —sigue profetizando justo antes de que entre Meri.

—¿Qué pasa, Cristi? ¿Tienes hambre? Tengo pan y mermelada en la taquilla, si quieres te lo traigo para que desayunes.

—«No solo de pan vive el hombre sino de toda palabra que sale de la boca de Dios», ¿te suena de algo esto, hija?

—Eso lo decía Shakira, ¿no? Y no de excusas vivo yo... —dice Meri repasando la canción a viva voz—. Lerololelolé...

—Mateo 4:4, ¡¡BLASFEMA!! ¡Todos los que han pecado perecerán! —la acusa muy enfadado.

—Meri, vete de aquí que le has caído mal y me lo alteras. Ahora hablamos.

—Sí, mejor me voy... Pues te quedas sin pan, ¡por listo! Me piro, que viene la Doctora Jones y para mi desgracia creo que lleva a mis pacientes. Me va a tocar aguantarla toda la mañana.

La Doctora Jones se pasea de lado a lado de la UCI teléfono en mano, muy disgustada porque, por lo que creo escuchar, le han denegado una prueba que considera indispensable para uno de sus pacientes. Pese al cabreo que lleva encima, verla moverse de lado a lado me resulta bastante gracioso.

La puerta de la UCI se abre y aparece en la lejanía el tan esperado anestesista del que habíamos hablado. Mientras él avanza por el pasillo, Meri sale de su box, se quita los guantes, se lava las manos con gel y coge un rotulador a modo de micrófono.

—A su izquierda, por el pasillo, tenemos al terror de los intensivistas, ochenta kilos de pura sedación capaces de pararte el corazón: ¡¡anestesiaaaa *teaaam*!! A su derecha, al fondo de la UCI, tenemos a Lady Intensivos, cincuenta kilos, cuarenta y cinco kilos de clasismo y cinco kilos de base de maquillaje y pestaña postiza. Lleva sin dormir veinte horas, lo cual la hace aún más agresiva, con todos ustedes ¡¡*teaaam* intensivooos!!

Cada uno avanza por su lado del pasillo hasta que se reúnen frente al control de enfermería, justo donde me he sentado para leerme el historial clínico de mis pacientes. Meri coge un taburete y unas galletas y se sienta a mi lado.

—Primera fila y en el palco real. ¡Toma ya! Esto son buenas vistas. Mira qué maquillada ha venido hoy la tía, mírale las manos… Flipo. Y luego, yo me hago las uñas un día y ya tengo a la de infecciosas subida a la chepa porque, mimimí, bacteriemias.

—Tía, te faltan las palomitas… —le digo riéndome en tono sarcástico.

—Uh uh. —Me enseña las galletas—. ¿Quieres? —A lo que niego con la cabeza.

—¡Dios todopoderoso te castigará pues la vanidad será el fin del ser humano! ¡Fulana! —grita Jesucristo desde su cama, asomándose por encima de la barandilla para cotillear la conversación de la intensivista.

—¡¡Chsss!! ¡Pero bueno! Este no deja títere con cabeza —digo mientras cierro la puerta del box para que no moleste. Vuelvo corriendo a la silla—. ¡Que me lo pierdo!

—Déjale, déjale que la insulte, que me cae mal, que se fastidie. —Se ríe Meri—. Luego le pongo un vasito de mi café a tu Jesucristo, que se lo ha ganado. ¡Qué *salao*! —dice Meri mientras le da un mordisco a un cruasán de chocolate.

—¿Tú no has tenido suficiente con las galletas o qué?

—¡¡Chsss, que no me entero!! Pues luego, a media mañana, me voy a comer un dónut y un bocadillo de beicon-queso, que como me vea Carlos Ríos me da un guantazo que me deja en coma.

Vemos como tanto la joven intensivista como el anestesista empiezan a fruncir el ceño a medida que hablan entre ellos.

Aparentemente, por lo que hemos podido escuchar, se están peleando porque la paciente era de anestesia en un principio cuando ingresó para entrar en quirófano. Después de eso fue a la REA y poco después ingresó en la UCI porque se había infectado la herida de la operación y empezaron a subir los lactatos.

Hago un paréntesis. Para quienes no seáis del gremio, hago un resumen rápido: infección grave: > menos oxígeno para nuestras células + estimulación de la epinefrina endógena = aumenta el lactato. El lactato es algo que no quieres tener alto. ¿Sabéis esa sustancia de nuestro cuerpo de la que nos acordamos cuando tenemos agujetas después de un día duro de deporte? Pues el lactato es su primo. Cuando pones a tu cuerpo a gastar mucho más oxígeno del que tiene tu metabolismo, cambia de aeróbico a anaerobio y entonces se produce nuestro amigo el lactato.

Me he pasado de técnico. Total, que cuando hay una infección y se complica a veces la solución es poner un hemofiltro, que es una máquina que ya os contaré más adelante para qué sirve, y para usarla en mi hospital tienes que estar en la UCI.

—No la voy a meter en quirófano cada vez que tú quieras, esto no funciona así —dice el anestesista a punto de marcharse de la UCI.

—¡¡¡Si no me la hubieras traído con un lactato de quince, podría hacerle algo más yo!!! —grita la intensivista mientras el de anestesia se aleja por el pasillo.

—¡Eso! ¡Eso! ¡Dale con la silla! ¡Reinaaa! —dice Meri desde su silla llevándose a la boca otra vez el cruasán.

—Tú cállate, Meri, que aún cobras. No metas leña al fuego —le digo dándole un mordisco a su desayuno.

La Doctora Jones, objetivamente muy cabreada, se va al despacho de los médicos farfullando sobre el encontronazo que acaba de tener con el anestesista.

—Charlie, vámonos a la salita que es el cumple de la Isa y ha traído pastas. Lección número tres: si alguien trae comida, ve rápido a la salita. Como nos quedemos más rato aquí, nos quedamos solo con las pastas más secas, que lo sé yo.

—¿Pero tú dónde metes todo lo que te comes? Es que no lo entiendo. Ve tú si quieres, tía. Yo no puedo… Tengo que vigilar al Jesucristo, que este es de los típicos que no te das cuenta y se te tira de la cama. Lo que sí que voy a ir es a hacer pis.

—Porque cago tres veces al día. Pero vamos a ver. Se levanta de la cama, ¿no?

—Qué cochina eres… ¿Qué estás tramando ya, Meri? Que te conozco como si te hubiera parido.

—Jejeje —dice riéndose como si fuera la villana de una película—. Mira, tengo un plan. Primero sentamos a Jesucristo en una silla de ruedas. Nos lo traemos a la salita con nosotros y así podemos disfrutar del cumple de Isa y tú puedes vigilar a tu paciente. Todos contentos. Ganamos todos. ¿Qué te parece?

—Pues una malísima idea, qué me va a parecer, ¿cómo voy a hacer eso? Bueno, voy al baño un segundo, ahora vuelvo.

Tiempo suficiente para que Meri, con ayuda de Sara, hayan sentado al paciente en la silla de ruedas, le hayan puesto una sábana por encima a modo cinturón de seguridad atada por detrás de la silla y le hayan puesto un poco de colonia y sus pantuflas de confianza.

—¿Pero qué te he dicho...? —digo señalando a Jesús, mientras Meri ya empuja la silla en dirección a la salita—. Como le pase algo y estemos lejos de la habitación, se me cae el pelo.

—Ay, chico. Lección número cuatro: si vas pensando que te va a pasar algo es cuando te pasa. Si vas haciendo lo que te da la gana, no. Tira para la salita.

Y así hacemos, y en un momento nos reunimos medio equipo de enfermería, Meri, Jesucristo y yo en la salita, comiendo pastas con un gorrito de cumpleaños en la cabeza mientras suena de fondo la versión de Parchís del *Cumpleaños feliz*. Jesucristo, alucinando con la escena, cada vez más desorientado, y yo, arrepintiéndome de haberlo traído a la celebración.

—¿A qué bar me habéis traído? Qué música más rara —pregunta Jesucristo extraño, mirando hacia los lados.

—Nada, Yisus —dice Meri, con ese inglés del que lleva instalado en el nivel intermedio *yiars an yiars*—. Este es el garito de ambiente al que van todas las nenas ahora. ¡Es lo más de lo más! Tú no te has visto nunca en una de estas, ¿chhh? —le suelta Meri mientras le da otra pasta para que coma.

—La verdad es que hay mucha gente, sí. Pero qué raras van vestidas las camareras, ¿no? —dice Jesucristo señalando el uniforme de mis compañeras de enfermería—. Bueno, pues si no podemos cambiar de bar, por lo menos dadme algo de beber, que todo el mundo tiene un vaso y yo no, y se me está quedando la boca seca.

—Toma, Yisus. Te pongo un poco de Coca-Cola, pero que no se te suba a la cabeza, que luego tenemos que pedir un taxi —le dice Meri bromeando.

—¡Que tiene disfagia, loca! Apenas puede tragar esas pastas que te has empeñado en darle. Pero líquido… Ni se te ocurra —le suelto a Meri.

—Bueeeno… pues un poco de Coca-Cola con espesante, tiquismiquis.

—Jejejeje. —Se ríe Jesucristo mientras intenta extender el brazo para tocarle el culo a Sara.

—Uuuh, ¡pero bueno! Mira al viejo verde. Yisus, que eso es pecado, ¿eh? Vas a ir al infierno. Toma, anda, cómete otro cruasán y así te entretienes, que me tienes contenta.

—Tú, deja de darle porquerías a mi paciente que le va a dar una hiperglicemia —digo señalando a Meri—. Y tú, deja de meterle mano a mis compañeras o te llevo a tu cuarto otra vez y te dejo ahí solo —le digo poniéndome súper al paciente.

—¡Encima! ¡Ni que fuera yo Bin Laden! —dice Meri imitando a la Esteban—. Si quieres que te haga de niñera, PA - GA - ME. —No lo sabéis aún porque no os lo he dicho, pero Meri se pasa la mayor parte del tiempo soltando por su boca frases que ha escuchado en *Sálvame*, *Hermano Mayor*, *Gran Hermano* y demás programas que pueda haber visto en Telecinco, por lo que ya no me extraño cuando la escucho decir cosas así.

Viendo cómo estaba el patio, decido dejar a Jesucristo bien aparcado en el guateque con Meri y aprovechar para irme a cargar mis bombas. En la UCI algunas de las medicaciones que utilizamos son en perfusión continua. Es decir, que son medicaciones que pasan al paciente por vía endovenosa constante e ininterrumpidamente, ya que algunas de ellas se encargan de, literalmente, mantenerlo con vida, como por ejemplo, la noradrenalina. Estas medicaciones las cargamos en unas jeringas enormes a las que llamamos bombas. La máquina que se encarga de infundir la medicación a una velocidad continua y fija al paciente también se llama bomba porque, de hecho, tiene una cuenta atrás que va hasta cero mostrándote los minutos que quedan antes de que se acabe la medicación y cuando ya se ha acabado: ¡¡¡PIP-PIP-PIP!!! Si oyes este agudo pitido, ya puedes darte prisa para ir a cambiar la bomba a no ser que quieras tener un paciente menos a tu cargo y un expediente abierto a tu nombre. No es mi caso, mi contrato ya es lo suficientemente corto como para que quiera acortarlo todavía más.

Bien elegante, con mi talla estéril (así llamamos también a los paños libres de gérmenes que utilizamos para trabajar) y mi material me pongo a ello. Meri se acerca y me dice que ya han acabado de merendar y que se va con mi auxi Sara a acostar a mi paciente, que no me preocupe, pero que se lo lleva ya porque está (según ella) «bastante más *despirulao* que antes» y por miedo a que se tire de la silla prefiere dejarlo acostado. Si algo me enseñaron las prácticas es que hasta la más dulce de las abuelitas se transforma cuando empieza a anochecer. Se les va la castaña a todos. Sin excepción. Yo no sé qué tendrá el hospital que incluso la gente mayor que no lleva medicación acaba viendo moscas en el techo y te confunde con un policía, el gerente del hospital o lo primero que le venga a la mente.

Tras acabar de cargar mis bombas las envuelvo en la talla estéril y me las llevo a mi box. Cual es mi sorpresa cuando al llegar a la puerta del box me encuentro la cama de Jesucristo vacía y a él… No sé ni cómo describirlo. Ponedle un poco de imaginación a lo siguiente: Jesucristo, con el culo encajado en el cubo de la basura, la sonda vesical a tensión atada todavía a la cama, haciendo aspavientos con las manos intentando desatascarse pero sin tener fuerza para conseguirlo, al grito de «¡Pero me vais a ayudar o qué, cabrones!». A mí me cuesta reaccionar, estoy demasiado ocupado mirando al techo buscando la cámara oculta, porque no me creo que aquello sea una situación real de mi vida.

—Meri, corazón, ¿me echas... una manita? ¿Plis? —le digo asomándome a su box señalando la cama de mi querido y poco centrado paciente.

Meri se lava las manos con gel hidroalcohólico, cierra la puerta y se asoma a mi box.

—¡¡JAJAJAJA!! —se descojona mientras ve cómo intento fallidamente sacarle el culo a Jesús del cubo de basura mientras intento acercar el urimeter (o sea, la bolsa adonde va el pis) de la sonda vesical y el señor me dice, quejándose (cito textualmente y perdón por ser obsceno): «¡Me vas a arrancar los huevos con los tirones que me estás dando!».

—Pero tía, ¿me vas a ayudar o te vas a quedar descojonándote en la puerta?

—Perdón, perdón. Es que esto es buenísimo.

Cada uno por un lado, agarrándole por los sobacos y aguantando el cubo de la basura con el pie, intentamos sacarle de su trampa para ratones, sin éxito alguno.

—Meri, no haces más fuerza porque no paras de reírte; por favor, ponte seria, que no lo sacamos de aquí y son las nueve ya. Que nos va a pillar el parte de la noche y me voy a morir de la vergüenza.

—Anda, calla ya, *pesao*. A la de tres tiramos para arriba y tú, Jesús, mete culo o tripa o algo, ayúdanos un poco, que no podemos contigo. —Planea Meri—. Vale. Vamos a ver… Pilla bien del sobaco. Una. Dos. ¡Y tres!

—Esto no se ha movido ni un centímetro —me lamento.

—Vale, a la de tres, pero ahora sí que sí. Una. Dos. ¡TRES!

—Tía, que no sale, que le ha hecho vacío o algo, que no sale.

—Pues ya me dirás tú que hacemos, majo —dice Meri dubitativa—. Hum… Va a haber que amputarle el culo. No hay otra solución —afirma seriamente.

—¿Pero qué dice esta loca? —pregunta asustado Jesucristo.

—No le hagas ni caso. Nadie va a amputarte el culo —le digo a Jesucristo para tranquilizarlo mientras le doy un golpe en el brazo a Meri para reñirla, como si fuera una niña pequeña—. Dame un segundo, que aviso al celador, que nos eche una mano a ver si entre tres podemos. ¡Sergiooo! ¡Échame un cable, por favor!

Dicho esto, nos ponemos los tres manos a la obra y por fin conseguimos sacar al paciente de su prisión de plástico. Aprovechando que está Sergio, le pido que me ayude a acostarlo y, pese a estar bien tentado de ponerle las contenciones, le dejo las barandillas bajadas. Haloperidol en mano, se lo cuelgo del suero y me pongo a hablar con él para que se quede calmado, al menos hasta que el medicamento empiece hacer efecto. Por Dios, que sea pronto.

—Bueno, y ahora, ¿ puedes hacer el favor de decirme qué hacías con el culo metido en la papelera?

—Pues mira, hijo, yo tenía que ir al servicio y he mirado para todos lados y no he visto puerta alguna que pusiera SERVICIO. Y he seguido buscando y buscando y nada. Y quería avisar a alguien, pero no he encontrado el teléfono ni el timbre de este hotel. ¡Pues qué más iba a hacer, hijo mío! Me he levantado como he podido de la cama para usar ese inodoro tan colorido que tenéis ahí —dice señalando el cubo de basura con una bolsa amarilla chillona dentro—. Y claro, me he apoyado para hacer mis necesidades, pero cuando he acabado, me quería levantar y me han fallado las piernas y me he caído dentro.

—Ajá... ya veo, ya —afirmo mientras abro el suero para darle caña y que caiga más rápido, que este buen hombre lo necesita.

Seguramente os sorprenda el hecho de que a la gente se le vaya la cabeza así de intensamente cuando está en un hospital. Quizá no. Si ya habéis tenido la suerte o la desgracia de trabajar en un hospital o de acompañar a alguien enfermo, me juego una mano a que ya lo habéis vivido en vuestras propias carnes. Esto es la jungla. A lo largo de mis prácticas, me he encontrado con mil y una situaciones en las que alguien por la noche ha perdido el oremus. De hecho, no tiene por qué ser el paciente el que lo pierda. Recuerdo una vez una pareja de ancianos adorables. Por una complicación de una patología previa, el marido tuvo que ingresar y su mujer se quedó en un sillón a su lado a pasar la noche. Ya os podéis imaginar que a quién me encontré metida en la cama del paciente, diciendo que qué hacía yo en su casa, que fuera de ahí. Y como esta, una infinidad, pero no os quiero adelantar nada porque podría escribir un capítulo entero solo de esta clase de anécdotas... De hecho, lo voy a hacer.

Bueno, aquí está mi parte de la noche. Mi tan ansiado parte. No tiene ni idea de la tarde gloriosa que me ha dado este buen hombre, así que empiezo a contarle batalla tras batalla todo lo que ha pasado en apenas un turno de siete horas y, una vez pasado el parte, entro a despedirme de mi queridísimo Jesucristo.

—Bueno, Jesús, mañana no trabajo, así que ya nos veremos otro día. A ver si con lo que te hemos pautado conseguimos que estés un pelín más centrado. Aprovecha para descansar la noche.

—Adiós, hijo, adiós —me dice sin hacerme mucho caso.

—Uff... la noche que me espera... Señor, ten piedad —dice mi relevo.

—Cristo, ten piedad —contestamos a la vez Jesús y yo.

Capítulo 3

El día de los locos vivientes

Como ya habréis podido comprobar, en la UCI a la gente se le va la castaña a menudo. Muchísimo. Llámalo la cantidad de medicación que les ponemos, llámalo delirio, llámalo deterioro cognitivo previo existente... Llamadlo como queráis, pero vamos, que se les va la olla pero bien. A veces les da por hacer cosas sin sentido que pueden incluso llegar a divertirnos; otras, en cambio, se ponen agresivos y tenemos que aguantar que nos insulten, nos intenten pegar o incluso agredir sexualmente. Para gestionarlo tenemos todo tipo de medicaciones: antipsicóticos, sedantes, etcétera. En fin, que el tiempo me ha enseñado que en la UCI no tratamos con personas normales. A veces, son una subespecie de humanos, les voy a llamar superhumanos, capaces de permanecer prácticamente igual, sin inmutarse, después de haberles administrado sedantes suficientes como para tumbar a un caballo. ¿Que por tu peso te corresponden setenta miligramos de propofol para caer en el más profundo de los sueños? El superhumano no reaccionará a lo que le pongas, su cuerpo se beberá la sedación como el agua de los floreros. Pero no solo a los pacientes: enfermeras, técnicas auxiliares, médicos, personal de rayos, seguridad…, a todos se nos ha ido la olla en algún momento por el nivel de estrés con el que trabajamos en algunas situaciones. Después de esta ligera introducción al mundo del sinsentido, empieza nuestra historia.

Todo empezó un fantástico sábado, como todos los que me toca trabajar, en el turno de tarde. Día bastante ordinario (parecía *a priori*). Llegar, coger el parte, saludar a las amigas a quienes les ha tocado pringar en finde igual que a ti, sacar la medicación… Ya sabéis, el pan de cada día incluso en sábado, ese día en el que ninguno querríamos tener que trabajar.

La medicación en mi servicio la sacamos de una máquina que se llama Pixis. Es una especie de robot Emilio al que le dices lo que necesitas y te va abriendo puertas para que puedas coger lo que necesitas. Puerta tres, cajetín uno; estante quince, puerta dos. Es un poco estilo *roomscape* pero en versión fácil. Imaginaos de pequeños llegando a una máquina expendedora de chucherías donde podéis pedir todo lo que queráis. Pues es algo parecido pero para enfermeras adultas y con drogas fuertes en vez de chuches. Normalmente, esta máquina la repone el personal de Farmacia y, a veces, cuando no quedan existencias de algo en concreto dentro de la máquina, porque ya las hemos gastado, vamos a buscarlas nosotros mismos a Farmacia. Hoy, por ejemplo. Uno de mis pacientes está ligeramente… ido. Tras comentarlo con la médico que está hoy de guardia, me ha dicho que le dé medio haloperidol. Por si eres novata o futura enfermera, déjame que te avise. Cuando tienes algo similar a un Australopithecus subido a la cama, usando su propio pañal como paleta de colores para pintar al estilo rupestre, con sus propios excrementos, la pared del box, y te dicen que le pongas «medio haloperidol a pasar lentito», es lo mismo que si te dijeran «dale un caramelo y que chupe». No hay que fiarse. Si hay otro medico de guardia, ve a por él.

—Meri, no hay haloperidol en el Pixis. ¿Qué hago, receta para Farmacia?

—Sí, *amore*. Pide para mí también y para la Belén, que todos los pacientes que llevamos tienen pautado haloperidol, pero tampoco tenemos en la batea. Está el patio bonito.

Cojo la receta rosa reglamentaria que normalmente utilizamos para hacer los pedidos a Farmacia, le pido al médico que la firme y se la doy al chico que está hoy de celador para que vaya a buscarla.

—Hola, por favor, ¿puedes bajar a Farmacia a por esto? Es que ya no tenemos y muchos de nuestros pacientes la llevan. Te deberían de dar un blíster con varias pastillas o una caja, al menos. Hemos pedido bastante cantidad porque lo llevan varios.

El chico, que según me dice justo había ido a Farmacia hacía nada, medio resignado, avanza por el pasillo una vez más mientras yo intento avanzar en el resto de mi faena. Cambiar un par de apósitos por aquí, curar un par de vías por allá, ir haciendo constantes, todo lo que pueda adelantar es tiempo ganado. Uno de mis pacientes está agitado, pero el otro tiene muerte encefálica y, según me han dicho en el parte, seguramente sea donante de órganos. Cuando esto sucede, aunque ya no puedas salvar a esa persona, cuidas del cuerpo hasta en su más mínimo detalle para conservar los órganos en perfecto estado hasta ser recibidos por el receptor.

Mientras hago todo esto veo como mi tranquilo y cordial paciente empieza a agitarse cada vez más. No pasa nada, paciencia, pienso. En breve llegará el celador por el pasillo con una caja enterita llena de refuerzos para amansar a las fieras. Cual es mi sorpresa cuando por la puerta de la UCI aparece el chico con las manos completamente vacías. Ni un mísero vial para darnos a ninguna de las tres enfermeras que lo necesitamos. Inocente de mí, pienso que habrá vuelto de fumar o de ir a la cafetería y que aún no le ha dado tiempo de ir a buscar lo que le he pedido. Me sabía mal que hubiera tenido que volver justo después de que hubiera llegado de Farmacia, por lo que entiendo perfectamente que no haya querido ir de inmediato. Tampoco era tan urgente, pero, al fin y al cabo, necesito ese medicamento.

—¿Has podido ir ya a farmacia? —le pregunto cabizbajo, como sin querer sonar invasivo.

—Sí, sí. Ya he ido. No tienen lo que me habéis pedido. Dicen que le digáis a los médicos que les pauten otra cosa equivalente a vuestros pacientes para poder suplirlo. Que van a intentar conseguir a lo largo del turno, pero que no contéis con él, que ya, si eso, para la noche.

—¿Pero cómo se van a haber quedado sin haloperidol si es un básico? No entiendo… —digo.

—Aaah, vale, vale. Tranquilo —le dice Meri al celador ante mi cara de asombro y me coge del hombro para dirigirse hacia el teléfono—. Déjale, anda. Este no se ha enterado de lo que le hemos pedido, no puede ser que no quede haloperidol. Es muy raro. Voy a llamar un segundito a Farmacia y pregunto. Te lo soluciono en cero coma.

Coge el teléfono, marca treinta y nueve, diecinueve... Comunicando.

—¿Hola? ¿Farmacia? ¡Ah, hola! Mira, te llamo de la UCI. Es que ha ido hace un rato nuestro celador a por una medicación y no ha traído nada. Y nos ha extrañado, porque claro no... ¿Hum?... Ahá. ¿Pero cómo puede no haber haloperidol en el hospital? ¿Ni un alternativo? ¿Y qué hacemos? Vale. Ahora se lo digo a los médicos. —Cuelga el teléfono—. Charlie, estamos jodidos. Ya puedes ir consiguiendo propofol, una mordaza o algo así, porque si no, yo me mato, te lo digo. ME-MA-TO.

Como si se tratara de una escena de película, poco después de darnos cuenta de lo que implicaba no tener antipsicóticos para nuestros pacientes, empieza a anochecer. El pasillo de la UCI se oscurece y parece como si se hiciera más largo; las luces empiezan a parpadear. Los cuatro gatos que estamos trabajando asomamos la cabeza por el box respectivo hacia el pasillo, como buscando apoyo moral los unos de los otros. Gritos de dolor en la lejanía como si pertenecieran a una voz de ultratumba. Esto empieza a darme miedo. Adelanto la faena todo lo rápido que puedo para poder salir del box e irme con Meri, que como habrá acabado mucho más rápido que yo, seguro que ya está en la salita merendando con las demás compis. La familia de mi posible donante ha accedido a la donación, por lo que han venido un par de médicos a tomar muestras y extraer los ganglios para hacer las pruebas de compatibilidad con los posibles receptores y comprobar que el potencial donante no tiene ninguna patología que no conozcamos. Para extraer los ganglios normalmente utilizan un bisturí eléctrico o cauterizador que, básicamente, va quemando el tejido que corta quemándolo para que no sangre y sea más sencilla la extracción. Suena muy profesional, pero la realidad es que al final el box acaba oliendo a pollo frito y que te dé hambre mientras extraen pedazos de carne humana es, cuando menos, perturbador.

—Humm… Qué ganas de hacer una barbacoa —suelta Meri asomada a mi box.

—Mujer, no procede aquí ese comentario —le suelta seriamente el médico.

—Con este olorcito no sé si pedirte que me pongas la muestra en un frasco estéril o me pongas las pechugas para llevar.

—¡Señorita! — se escandaliza el médico.

—Vale, vale. Ya me voy. Madre mía, qué sensible… — suelta Meri de camino a la puerta.

Firmo lo que me falta, higiene de manos y ale, al pasillo. Llego a la salita y me encuentro un círculo de sillas con tres enfermeras superatentas a las historias que Meri (cómo no iba a ser ella) les está contando medio a oscuras con la luz del iPhone iluminándole la cara desde abajo.

—… Y desde entonces se dice que a todos aquellos que ingresan en el box cinco de la UCI cardíaca, antes de morir se les aparece una niña rubia que les dice que estén tranquilos. Siempre la describen igual. Pequeña, dulce y con trenzas. Demasiada casualidad para que la haya visto tanta gente. Algunos dicen que la niña murió aquí tras una operación… muchos, muchos años atrás.

—Anda ya, te lo estás inventando. Eso mismo decían en la REA, la misma niña y todo —le suelta nuestra compañera Belén—. Pero bueno, sigue, sigue, que a mí estas cosas me gustan. ¿Sabéis alguna historia más de miedo?

—Mira, te cuento otra, pero yo esta sé a ciencia cierta que es verdad porque me la contó una compi de confianza. Era otoño y a Irene, la de la quinta ¿esta que es así rubita, que tiene media melenita, la que su madre trabaja en lavandería? Bueno, pues esa. Le tocaba llevar medios de impares. Total, que estaba subiendo para coger el parte y se encontró en el ascensor a un señor que había ingresado en su planta como hacía dos semanas antes. Nada raro de primeras. Total, que Irene coge y le saluda, normal, como haríamos todas, y el señor superserio no le dice nada. Se la queda mirando y cuando el ascensor se abre en su planta, sale, gira hacia la derecha y se va hasta el fondo del pasillo. Irene, toda extrañada, fue al control y se quedó hablando con las demás de cómo se iban a organizar el día porque, además, tenían bastante faena, y ella fue atendiendo pero se tenía mal cuerpo, ¿sabéis? No le había dado más importancia en el momento, pero seguía como intranquila por el encuentro del ascensor. A media tarde seguía dándole vueltas al tema, por lo que buscó a la compañera que llevaba a aquel paciente la semana anterior y le preguntó que cómo estaba, si le había pasado algo o le habían dado alguna mala noticia, porque estaba muy serio cuando se lo había encontrado en el ascensor. La compañera, pálida, le dice que no puede ser, que se habrá confundido, que tiene que ser cien por cien una confusión porque eso no es posible. Irene le dijo que estaba segura de que era él porque justo llevaba las pantuflas de andar por casa que ella le había ayudado a ponerse un par de días antes, porque había ido con su compañera para sentarlo en la silla y las había visto. La compañera coge y le dice que no le gaste bromas y se va. Irene, extrañada, va detrás de ella y le insiste en que le diga qué le ha pasado, a lo que su compi coge y le dice que ese paciente había muerto el día anterior por la noche y que no le gastara bromas macabras.

—Ay, calla, calla. Qué mal cuerpo. ¡Mira, mira, mira! La piel de gallina se me ha puesto y todo —suelta Belén.

—Qué dices, falsaaa, si eso te lo conté yo, que lo había visto en una película el viernes que libré —le digo desde la puerta con los brazos cruzados—. Menuda sinvergüenza... Te voy a cobrar al final derechos de autor y todo.

—Ah, bueno, puede ser. Pero algo así le pasó a Irene también, que me acuerdo que me lo contó. —Intenta disimular—. ¿Pero a que da cague? Belén, tú ya no vas sola a hacer las constantes de las nueve, ¿eh? Te veo arrimada a mí como si fueras mi sombra el resto del turno.

—No, no. Vosotras venís conmigo, eh. No me seáis cabronas que lo de las historias ha sido idea tuya. Es que encima, como no hay haloperidol, tengo a mi señora del seis como la niña del exorcista y ya es lo que me faltaba. Le falta lo de vomitar solo, porque lo de decir obscenidades ya lo hace.

—Hostia, el haloperidol... Verás tú la tarde que nos espera —deja caer Meri.

Al salir de la salita enciendo todas las luces para que Belén no esté tan asustada y me pongo a hacer higienes con ella. A su paciente, la niña del exorcista, le hicieron una traqueostomía hace unos días y ahora está en fase de *weaning*, que básicamente es el camino que va desde que el paciente parece que puede empezar a respirar un poco él solo, pero aún depende del respirador, hasta el momento en el que ya es independiente del todo y se puede quitar la cánula de traqueostomía. En ese camino, muchas veces pueden empezar a comer de nuevo por la boca, pero para ello primero hay que hacer un pequeño chequeo llamado test de disfagia, que asegura que toda la musculatura responsable de la deglución no está atrofiada o parada y el paciente pueda tragar bien la comida sin atragantarse. Así que dicho esto, activamos el modo Arguiñano. ¡Rico, rico y para toda la familia!

¡Hola amigos! En la receta de hoy vamos a preparar tres ricos postres muy fresquitos ahora que llega el verano. Para poder hacerlos tan solo necesitaremos los siguientes ingredientes:

Agua: tres vasos.

Espesante: de tres a cinco cucharadas (dependiendo del fabricante).

Azul de metileno: un chorrito. En su defecto colorante alimenticio.

Opcional: unas galletas. Esto no es necesario realmente, pero si me las queréis dejar en el control para que me las coma mientras hago el test con mis compis, no os voy a hacer el feo, que he venido sin comer. Preguntad por el enfermero que está en el box ocho.

El test consiste en preparar tres texturas diferentes con agua para probar qué tal traga el paciente. Primero le daremos una llamada textura néctar (similar al zumo de melocotón), la segunda es una textura llamada *pudding* (similar a… pues eso, al *pudding* de chocolate de toda la vida, pero con mal sabor) y, por último, le daremos directamente agua sin ningún tipo de espesante. A todo esto, antes de echar la harina... digo... el espesante, añadiremos un chorrito de azul de metileno al agua para que si al tragarla el paciente se atraganta y se le «va por el otro lado», la cánula de la traqueo nos lo chive y veamos restos coloreados. Si supera todas las pruebas y se traga todo sin toser, sin desaturar y sin tener restos en la boca, ¡felicidades! Tu paciente no tiene disfagia. Después de este rápido y sencillo tutorial cogemos los vasos y nos vamos con Belén y con su paciente desorientada para que haga el test.

—Vale... el néctar se lo ha tomado bien pero es que el *pudding* me lo escupe. No por disfagia ni nada, pero es que me lo escupe a la cara, la tía. A ver qué tal contigo delante. Vale, ¡abre la boca, Lourdes, que ya acabamos casi!

Os pongo en contexto: una señora superdesorientada, bastante agresiva, atada de manos y pies a la cama, moviendo la cabeza de lado a lado como si estuviera poseída y la pobre Belén, enfermera responsable del box que lleva sufriéndola desde primera hora, diciéndole que abra la boca para que se coma la papilla esa asquerosa que hemos preparado para ver si tiene disfagia.

—¡No quiero! ¡Hijas de puta! —dice la señora justo antes de escupirle a la cara el mejunge extraño que contenía la jeringa—. ¡Me queréis matar de hambre! ¡Voy a llamar a la policía! ¡POLICÍAAA!

—A ver... matar de hambre, tampoco creo, eh, pero vamos... —dice Meri en voz alta antes de que yo le dé un codazo disciplinario—. Quiero decir... que esto lo hacemos por tu bien, mujer. Tendrás ganas ya de comerte unas bravas, un salmorejito o unas croquetas, digo yo… Si esto es un momento, de verdad —intenta disimular para reconducir la situación.

—¡Pero si esto es para que te lo comas, Lourdes! —dice resignada Belén.

—¡Que me dejéis en paz! ¡No voy a comerme esta mierda! —dice ella escupiendo una vez más el contenido del test de disfagia al blanco e impoluto traje de Belén.

—Tía, ¿y qué pongo en el registro de enfermería? ¿Test patológico? —pregunta apurada Belén—. Es que tampoco es que lo sea, solo que no la he podido valorar bien porque no me deja.

—Espérate. Mira y aprende, chata. —Meri se va del box, abre su neceser y saca una magdalena del bolso—. A ver, ¿la quieres o no? Hey, señora Lourdes. ¿La quicrcs?

—Pero cómo le vas a dar eso, tía. Que son las baratas del Mercadona, que eso te hace bola sí o sí aunque no tengas disfagia. Que hasta yo me atraganto con eso —le digo empatizando con la paciente en un tono satírico.

—¡Sí, sí, sí! Dame de eso. Trae —dice e intenta extender la mano (contenida por la correa) hacia la magdalena de Meri.

Dicho esto, la paciente le arranca la magdalena de la mano de un movimiento brusco. Se la lanza a la boca y se la traga de un mordisco.

—Ale, ¿ves que bien, Belén? Test superado. Y con el plastiquito que la recubre y todo se la ha comido la tía. Cero disfagia tiene. Si no le quito la mano rápido, me llevo un *bocao* yo también de regalo. ¡Vaya jama! Bueno, mi función aquí ha acabado, hasta luego, amores —dice Meri antes de abandonar el box.

Yo, tras ella, me dispongo a volver a mi box para seguir con mi faena cuando de repente me doy cuenta de que hay algo que no me cuadra. Al fondo está el donante, esperando que vengan a buscarle para bajarlo a quirófano y extraer los órganos, y en la otra camilla... Mierda, me falta un paciente. Vuelvo a ojear el box porque, en mi cabeza, evidentemente, eso no puede pasar. Uno. No es tan complicado, incluso para mí. Me falta un paciente.

—Meri. Me falta un paciente. SOS.

—Anda, anda. ¿Qué dices? ¿Cómo te va a faltar un paciente?

—Tía, llevo dos. Solo hay uno en la habitación. Me refiero... socorro. ¿Qué coño hago?

—Mira en el lavabo de la UCI, que no se haya escapado, o en el control.

—No está, tía. Que ya lo he mirado. Se me va a caer el pelo.

—A ver, que tampoco somos policías. Llama a seguridad y ya está, que lo busquen ellos y que te digan algo. Seguramente se haya ido a fumar y volverá en un rato, no te preocupes.

—¿Con la sonda, el urimeter y todo colgando? Uff... no sé, tía. No lo veo. Ya son ganas de fumar. Voy a llamar al de seguridad. Ojalá lo hayan visto por algún sitio.

Avanza la tarde y el paciente a la fuga sigue sin aparecer. Yo ya estoy nervioso perdido. Había llegado a perder alguna vía en un traslado, alguna medicación encima de la mesa cuando te la roba el típico compi mala gente sin decirte nada, pero ¿UN PACIENTE? Enterito. Bien adulto. La UCI solo tiene dos puertas. ¿Cómo se me ha podido pasar y no verlo huyendo delante de mis propias narices? Vuelvo a llamar al equipo de seguridad para preguntar si saben algo de nuestro Houdini particular y no recibo respuesta alentadora alguna.

—Pues nada, ahora me queda aceptar que se me ha fugado y aceptar mi pena de cárcel. ¿Cuántos años me van a caer? ¿Cinco? ¡Yo no quiero pasar cinco años en la cárcel! ¡Qué le voy a decir a mi mujer y a mis hijos! Mis hijos necesitan un padre —dramatizo.

—Charlie. Uno, eres gay. Dos, no tienes hijos. Tres, en la cárcel no se está tan mal si tienes tabaco y yo tengo mucho tabaco que me trajo mi vecina de Andorra. No te preocupes, que yo te llevaré todas las semanas. ¿Winston o Marlboro Gold? ¿Qué prefieres?

—Lo último era broma pero lo que has dicho no me ha relajado nada, graciosa.

Se abren las puertas y aparecen por el fondo dos personas altas, bastante musculadas, con un traje azul oscuro y gorrito reglamentario. La policía. En un primer reflejo automático, acompañado de que me siento un delincuente por haber perdido un paciente, me agacho para que la pantalla del ordenador del control me tape la cara y los policías no me vean.

—¿Te quieres dejar de esconder, imbécil, que no vienen a detenerte? —me suelta Meri.

—No lo sabes. Pregúntales. Me quedo aquí escondido en el control mientras tú lo averiguas.

—¡Hombre, agentes! Viva la ley, viva el rey, Belén Esteban y todo eso… ¿Qué vienen ustedes a buscar? —les suelta Meri intentando saludarles con la mano en la cabeza como hacen los soldados en el ejército.

—Hola, señorita. Verá, hemos recibido una llamada de una paciente que afirma estar secuestrada en contra de su voluntad, dice que el equipo de este servicio está involucrado en una trama de tráfico de órganos y quieren sacarle los suyos ya que, al no tener familiares cerca, no dejarían pruebas. ¿Nos puede dar más información?

Escondido detrás del control me empiezo a reír a carcajadas. Belén saca la cabeza hacia el pasillo, primero encandilada por el policía más alto, y después, al verse apelada por el agente, comienza a ponerse progresivamente más roja. Alcanzado ya el tono roja-pimiento por la mezcla de la ira y la vergüenza del momento, se pone a gritar entrando a su box:

—¡Lourdes, no te creo! ¡No te CREO! —le grita mientras ella se ríe. Se gira hacia el pasillo y nos grita a nosotras—: ¡¡Pero si esta señora estaba contenida por desorientación y agresividad!! ¿Quién ha tenido las luces de darle un teléfono? ¡¡QUIÉN!! ¡¿Quién ha sido?!

Meri y yo nos quedamos en el control riéndonos de la situación. Le comento que por lo menos no voy a ser yo al que detengan. El policía, sintiéndose en un capítulo de *Hawai 5.0*, se pone a mirar de lado a lado, como si sospechara que está a punto de encontrar la prueba irrefutable que le hará ascender a detective, de que aquí realmente traficamos con órganos y la señora tiene razón.

—Amiga, ¿pero qué le has echado a la magdalena? Vaya trama buena buena se ha inventado la colega. Me encanta —le digo a Meri aplaudiéndola.

—¡Nada! Te juro que nada, ¿por quién me tomas? Yo soy una mujer sana —dice justo antes de darle un mordisco a una napolitana de chocolate—. *Real fooder*, ¿no ves? Venga conmigo, señor agente, que le voy a presentar a la secuestrada, se llama Lourdes.

El señor agente entra en la habitación, se presenta a la paciente y esquiva muy hábilmente con la cabeza un misil tierra aire en forma de escupitajo lanzado por Lourdes al grito de «¡Estáis todos locos! ¡Me van a matar!», entre muchas otras perlas. El policía se gira, nos mira a los demás y nos pide por favor que no pongamos teléfonos a disposición de pacientes que se encuentren en ese tipo de situación, ya que les hace perder el tiempo y tienen muchas cosas que hacer. Nos despedimos del policía entre risas mientras ayudamos a Belén a recolocar a su paciente, que tras el brote de ira se había quedado baja en la cama y tenía las contenciones mal puestas sin que pudieran hacer realmente su función de tales.

—¡Qué bochorno! ¿Tú lo ves normal, que yo tenga que pasar por esto por tus tonterías Lourdes? —se queja Belén—. Vamos, durante mi turno no vas a tener un teléfono a menos de quince metros. ¡Ni se te ocurra pedírmelo, vamos! ¡Ni se te ocurra!

Avanza la tarde y Belén se va relajando, aunque yo sigo preocupado por la parte que me toca. Mi box había empezado al completo y ahora, de dos pacientes, ya no tengo ninguno, por lo que me pongo con mis compañeras para intentar reforzarlas un poco y que vayan más relajadas. Con todo ya hecho nos sentamos en el control justo cuando suena el timbre de la habitación de Lourdes. Timbre, que por cierto, no entiendo cómo es capaz de pulsar si está contenida de manos y piernas como si estuviera esperando a Christian Grey en una de estas novelas picantonas que todos conocemos. Belén, al verlo, mira hacia el cielo como diciendo «Señor, dame paciencia», por lo que le digo que no se preocupe, que ya voy yo.

—¿Qué quieres, Lourdes? ¿Qué pasa?

—Quiero hablar con el capitán de este barco —me dice seriamente.

—Madre mía… —susurro y niego con la cabeza—. ¿Con el capitán? Ahora viene, un momento.

Mientras estoy teniendo esta interesante y coherente conversación con Lourdes, por la puerta ha vuelto a aparecer una vez más el agente que vino preguntando por el supuesto secuestro de la paciente, pero esta vez viene con una especie de planilla rígida en la mano.

—¿Qué le trae otra vez por aquí, señor agente? ¿Hay que hacer papeleo por lo de la mujer? Yo puedo ir a declarar a juicio si es necesario —le dice Belén supernerviosa.

—¿Declarar? Eh… no, no. He vuelto porque mi compañero tiene abajo retenido a un señor que iba paseando por la carretera enseñando el culo y arrastrando una especie de maletín de plástico con un cable que le sale de… de su miembro, vamos.

Meri estalla en carcajadas y se pone a llorar de la risa.

—¡Charlieeeeee!

—¿Dónde está la cámara? Que yo no me lo creo. ¿Dónde está? Jajajajaja —sigue Meri.

—¡Míooo! Ese sí que es mío, agente —digo al señor policía—. Me refiero a que el paciente es mío; se me había escapado hace un rato y no lo encontraba y le había dicho a los de seguridad que si podían hacerme el favor de buscarlo… —le comento desde la puerta del box de Lourdes.

—Sí, sí… a mí me da igual. Hagan el favor de vigilar mejor a sus pacientes. Me tiene que rellenar esto, por favor.

—Venga, venga hacia la habitación. Es que yo no puedo salir de aquí, ahora lo entenderá —le digo en voz alta—. Mira, Lourdes, el capitán del barco viene ya. ¿Qué le querías decir?

—¿Disculpe? Yo soy policía.

—Hola, buenas, ¿hacia dónde se dirige este navío? —pregunta ella muy seriamente.

—Señora, está usted en un hospital —dice el policía mirándonos a ella y a mí a la vez.

—No crea que no se lo he dicho ya veinte veces, agente. Pero es que no hay manera.

—¿En un hospital? No puede ser —reflexiona—. Chsss. Chsss. Niño. Te doy veinte euros si mc sacas dc aquí —le dice al policía.

—Señora, eso lo tiene que decidir un médico, yo no puedo hacer nada.

—Que sí, tonto. Cincuenta, va. Te doy cincuenta —lc insiste la señora.

—¡Por cien te saco yo misma, reina! —grita Meri desde el pasillo—. *Pa* lo que me pagan aquí…

Por el fondo de la UCI aparece un técnico sanitario con unos formularios en la mano y se asoma puerta a puerta como en busca de algo.

—Buenas… Mira vengo de parte del coordinador de trasplantes. Me han dicho que tenía que subir aquí a por un riñón. ¿Sabéis algo? Tengo abajo la ambulancia esperando, tenemos el tiempo un poco justo.

—¡LO SABÍA! —grita Lourdes dese su cama asomando la cabeza todo lo posible hacia la puerta—. ¡LO SABÍA! Y luego la desorientada era yo, ¿eh? ¡POLICÍA! ¡MIS RIÑONES! ¡Me los quieren quitar!

—¿Ah, pero que todavía no se ha muerto la paciente? —pregunta confundido el técnico.

—¡Que me quieren matar! ¡Socorroooo! —sigue Lourdes.

—Que alguien me explique lo que está pasando, por favor —dice el agente nervioso.

Meri, prácticamente en el suelo, riéndose a carcajada limpia, no puede articular ni media palabra sin volver a estallar nuevamente. Yo miro de lado a lado y no sé ni por dónde empezar para que la historia suene coherente y me tomen en serio pese a estar riéndome sin parar.

—Mire, agente, todo ha empezado esta tarde cuando nos hemos quedado sin… —digo justo antes de que se abra por última vez en ese día la puerta de la UCI. Aparece el celador cargado hasta arriba. Con los dos brazos llenos de cajas, cruza sonriente el pasillo hasta el control.

—¡Ya tenemos haloperidol! —dice orgulloso.

—¡A buenas horas! —respondemos Belén, Meri y yo a la vez.

Capítulo 4

El (d)hemofiltro: la máquina de Satán

Hoy venía pensando en el metro en que enfermería es un trabajo que, comparado con el resto del trabajo de los mortales que nos rodean, es bastante extraño. Por ejemplo, un pequeño error de cálculo de un empresario puede implicar pérdidas en las ganancias de una empresa, pero si los cálculos en las dosis de medicamentos son erróneos, pueden significar la muerte de una persona. En el metro estaba rodeado de un par de señores, maletín en mano, que andarían pensando en sus cosas, y es que a mí me dio que pensar que en enfermería es objetivamente muy raro poder «escalar». Nunca he trabajado en una empresa, pero por lo que dicen mis conocidos sobre el tema, en algunas puedes ir saltando de trabajo en trabajo y acumulando incrementos de sueldo en cada cambio si estás capacitado para el puesto superior, claro.

¿Os imagináis yendo a dirección de Enfermería de otro hospital y diciendo: «Hola, aquí tenéis mi currículo, no acepto nada que sea por debajo de los veintiocho mil euros al año?». La carcajada que soltarían se escucharía hasta en la China. «No trabajo festivos y quiero poder elegir mis vacaciones y mis días personales». Dicho así, me resulta impensable y me da hasta pena que sea así. Es curioso que nos parezca impensable reclamar derechos básicos del trabajador. Dándole vueltas a esto acabé preguntándome cómo podemos «ascender» en enfermería. No es para mí, desde luego, era divagar por divagar.

La respuesta rápida es supervisora o directora de Enfermería, pero yo me refiero a otra cosa, no a jefe. Imaginad que existieran cargos intermedios, todos ellos separados por niveles de experiencia, donde cada nivel te permitiera acceder a un tipo de paciente, en un hipotético hospital donde no diera igual que, según el grado de complejidad del paciente, estuviera una enfermera u otra, y donde no fuéramos tan solo un número (esto no es nuestro en exclusiva, todos los trabajadores son números). Sabemos que ahora mismo no es así. Ahora es hueco que veo, hueco que relleno.

Sé que es difícil, pero, vosotras, lectoras enfermeras, echadle un poco de imaginación, anda. Esto me ha hecho pensar que realmente, aunque no estén reconocidas como categorías, sí que existe una especie de triaje en todas las UCIs por parte de las supervisoras, por el cual acabas llevando un tipo de paciente u otro en función de tu experiencia previa. A nosotros nos gustaría que eso viniera dado por el nivel de formación académica, que para eso nos dejamos a veces diez mil euros en un máster para conseguir media centésima de punto en la bolsa de trabajo. Por desgracia, el triaje se acaba haciendo siempre a ojo de buen cubero: las que han visto trabajando más en la UCI, ya que se acaba dando por hecho que están mejor formadas o, por lo menos, que en ese ámbito tienen más experiencia. Si yo fuera súper, creo que dividiría las enfermeras de UCI en cinco categorías.

La primera es la enfermera recién graduada que no domina nada todavía porque no le ha dado tiempo, pero que un paciente semicrítico te lo lleva sin problemas. La segunda es la enfermera que ya puede sobrevivir a un turno con el paciente crítico intubado y conoce todos los cuidados que requiere un paciente encamado de esas características. La tercera es aquella enfermera que, además de dominar a los intubados, realiza técnicas más avanzadas como el decúbito prono. En esta me encontraría yo ahora después del tiempo que llevo. Tampoco diría que domino al paciente crítico, pero como la escala me la he inventado yo, me pongo donde me apetece. Aunque no creo que nunca alcance el nivel de seguridad como para decir que *domino* nada en concreto, y mucho menos de críticos. La cuarta, y agüita con esta, que ya son palabras mayores, son aquellas enfermeras que, además de todo lo anterior, saben manejar un hemofiltro. Pero manejar quiere decir manejar. No llevar durante un turno en el que el hemofiltro no da problemas y tan solo te dedicas a cambiar bolsas, no. Un turno de esos en los que el hemofiltro te pita ciento cuarenta veces y te toca hacer mil y una maniobras para conseguir que todo funcione otra vez, haciendo conexiones imposibles, pescando coágulos como si fueras un playero los domingos y retornando la sangre rapidísimo al paciente porque si no, la has cagado y se te coagula el circuito. Yo a este nivel no he llegado todavía, aunque algo me hace creer que no voy a tardar mucho en, por lo menos, empezar a tocar los hemofiltros. El nivel cinco son las enfermeras que, además de hemofiltro, dominan de ECMO (Oxigenación por membrana extracorpórea, en inglés Extra Corporeal Membrane Oxigenation… ¿se entiende ya ese nombre como de teleñeco), balón de contrapulsación (un baloncito que se coloca en la aorta torácica y a un monitor en los infartados), etcétera. A ese nivel no he llegado ni creo que llegue nunca. Eso es el equivalente a Dios en la UCI. Dios en plan el de arriba, no el paciente desorientado del otro día.

El hemofiltro, para aquellas de vosotras que nunca hayáis visto uno de estos cacharros, se trata de una máquina inmensa que básicamente hace diálisis (sí, que sé que también filtra y diafiltra, no me seáis tiquismiquis los del fondo, que os conozco… Es para que me entienda el resto de la clase), el procedimiento que se aplica cuando ya no te funcionan los riñones o no te funcionan temporalmente. Eso hace que las impurezas que, a través de ellos, van a la orina, ahora estén en la sangre. Y hay que «filtrarla»; de ahí el nombre de la maquinita.

Cuando alguien acude a diálisis a un hospital, normalmente viene de su casa, bello, precioso, duchado, vestido, vivo y coleando. Le conectan a través de una fístula artificial en el brazo a una máquina durante unas cuatro horas más o menos, y después se vuelve a su casa. A veces, los pacientes se marean y hay complicaciones pero, por lo general, el cuento va bien y ya no tienen que volver hasta al cabo de unos días.

Bien. ¿Qué hace la máquina durante esas cuatro horas? Sacar toda la sangre del cuerpo, filtrarla y devolvérsela a la persona. Toda la sangre del cuerpo es mucha sangre. Imaginad que eso se lo tienes que hacer a alguien que, además de necesitar que le limpien la sangre, ha tenido un accidente y está crítico en la UCI, por lo que seguramente ya parta con menos sangre. Seguro que agradece que le dejen su sangre tranquilita en el cuerpo y no se la saquen tan rápido. Para conseguir algo intermedio existe lo que llamamos hemofiltración veno-venosa continua. Básicamente, conectas un hemofiltro a un catéter de gran calibre insertado en el paciente y haces lo mismo que en diálisis. Pero como se coloca de forma continua, esto te permite que el cuerpo lo tolere mejor, ya que pueden estar días y días con esa terapia.

Cómo os podría describir el hemofiltro en sí… imaginaos que cogéis una nevera, le ponéis encima una televisión y abajo le colgáis una bolsa llena de pipí. Más o menos eso es un hemofiltro, y pita como si se acabara el mundo. La primera vez que escuché la alarma de uno pensé que había saltado la de incendios y casi salto yo por la ventana. Me asomé al box donde estaba la ruidosa alarma y, por la cara de la enfermera que estaba intentando arreglarlo, creo que la que se quería tirar por una ventana era ella. Poneos en mi punto de vista un momento: yo, diciéndole a la gente que hay fuego y tenemos que salir corriendo, mientras una diosa del bricolaje delante de mí, tijeras en mano, se pone manos a la obra dispuesta a cortar cables, abrir y cerrar llaves, pinzar cosas, meter jeringazos de aire y todo lo que estuviera en su mano para arreglar semejante monstruo de metal. La escena en sí era un cuadro de Caravaggio, con sus sombras, luces, contraluces y hasta el más mínimo detalle.

Todo este rollo viene porque hoy estaba yendo a la UCI y me he buscado en la planilla como cada día hago para saber a qué box voy. Ya sabéis, el triaje de la Cartones que os conté antes. Me miro y aparezco en el box cinco. Es el que las malas lenguas llaman «el box del Calvario» ya que está frente al despacho de Carmen y eso te hace estar en el centro absoluto del ojo de mira para todas sus broncas, que, por supuesto, pagará contigo aunque no tengas nada que ver en lo que sea por lo que te está regañando. Me asomo al box cinco para coger mi parte y veo que hay un hemofiltro. Se ha equivocado. Yo sé usar el iPhone y, si me apuras, te configuro la hora del coche, que mucho me parece ya, pero semejante máquina se escapa a mis conocimientos, así que doy por hecho que ha sido un error de Carmen, que me habrá confundido con otra persona de la UCI quizás.

—Ca… Carmen, perdona. Me has puesto en el cinco.

—¿Y? —me suelta como un frío latigazo clavándome la mirada.

—Que soy el Charlie.

—¿Y? —vuelve a decir en el mismo tono asesino.

—Que en el box cinco hay un hemofiltro. Nunca he llevado. No sé cómo van.

—Bueno, tendrás que aprender. ¿No?

—Pe… pero… —balbuceo sin éxito.

—Al cinco.

Tras este diálogo tan intenso y extenso, se mete en su despacho y da un portazo. Con sudores fríos, más pálido que el blanco de mi uniforme y temblando, abro la puerta del box.

—Hola. Soy tu parte. Nunca he llevado hemofiltro, no sé qué tengo que hacer. ¿Me puedes hacer una pincelada así rápida?

—Aaah… Es muy fácil. No te preocupes, no te va a dar problemas. Mira, el del cinco uno es un séptico de origen urinario y la de al lado del cinco dos acaba de fallecer y estamos esperando a que venga el médico con los papeles para dárselos a la familia y que puedan empezar a gestionar el entierro. El filtro nada, eh. Muy bien todo. Las presiones bien, el catéter bien, los flujos bien, todo bien. Fantástico. Bueno, me voy que tengo que ir a recoger a los niños del cole y si no, luego no aparco. Hasta mañana. ¡Chao!

—Pero cuéntame algo más, mujer. Que no tengo ni idea. ¿Qué tengo que hacer con… esto? —digo señalando al hemofiltro en su totalidad.

—Está todo escrito en el ordenador, ¡¡todo escrito!! —dice ya de camino a la puerta, bolso en mano, apresuradamente arrastrando los crocs por el suelo—. Pregúntale a alguna compi, que seguro que te ayuda si no sabes llevarlo.

—Esperaba que lo hicieras tú… —me digo a mí mismo en voz baja.

Pues nada, parece que todas las conversaciones hoy van a ser igual de cortas. «Tú, poca conversación me vas a dar, desde luego…», me digo a mí mismo desde fuera del box mirando al paciente intubado, sedado y conectado al hemofiltro. «Y tú menos», me digo también mirando al señor fallecido. Abro la puerta para entrar a hacer constantes del paciente séptico y revisarme un poco el hemofiltro este del demonio (a ver cómo hago para sobrevivir todo el turno), y me encuentro a la señora de la limpieza contándole su vida mientras friega el box al paciente fallecido del cinco dos. Yo, dando por hecho que está hablando sola, sigo a la mía. Mientras trabajo, voy escuchando como le va haciendo apelaciones de tanto en tanto al cuerpo del paciente sin vida. Sin saber muy bien de qué manera interrumpirle su monólogo, por si estoy malinterpretando la situación, le digo:

—D... Disculpa. Sabes que este señor está muerto, ¿no? Es que te he oído hablando con él y la verdad es que me he quedado un poco alucinado con la conversación.

—¡Qué me dices! Ya decía yo que para ser un hombre se le daba muy bien escuchar. Pues nada, me voy a otro box a que me hablen que si no, me aburro. No me pises aquí aún que acabo de fregar. Ponte patucos.

Atónito, asiento con la cabeza y sigo a mis cosas. Lo que tiene uno que escuchar, de verdad os lo digo. ¿Y yo con esta máquina por dónde empiezo? Me da miedo hasta tocar los botones del menú, no vaya a ser que cambie algo y empiece a pitar y no sepa lo que he tocado y ya la hemos liado. Estas máquinas deberían llevar un botón de «tutorial para novatas» y que cuando lo pulsáramos saliera en la pantalla un vídeo de algún simpático comercial diciéndonos lo que tenemos que hacer. Una voz como la Alexa, que te dijera las cosas que te faltan por hacer o si se te va a acabar algo en breve. Aparece Meri en la puerta.

—Hola, *amore*, toma esto y de nada, *mio caro* —me dice entrando a mi box con un fajo de hojas que me suelta encima del carro—. Mira, me he puesto los crocs y el gorro negros. Estoy de luto porque no funciona la máquina de café. Voy a estar como en *La casa de Bernarda Alba*: «¡Tapiad las ventanas! No quiero llantos. A la muerte hay que mirarla a la cara. ¡Silencio!» —se pone a interpretar teatralmente como si tuviera público mientras Carmen mira desde su despacho y pone los ojos en blanco, como queriendo decir «tremendo grupo de imbéciles me está tocando gestionar, no puedo más».

—¿Qué son los papeles estos? ¿Tú sabes llevar un hemofiltro? —le digo mientras los hojeo por encima.

—¿A que te has quedado loco con mi actuación? *Sono una artista. Si all'amore, si a me stessa* —dice en un italiano «de anuncio»—. *Cuesta cosa* de papeleta es el protocolo del hemofiltro. Si te lo lees enterito, ahí pone todo: los problemas que puede dar, cómo montar otro desde cero, cómo retornar la sangre al paciente si tienes que correr… ¡*Tutto, mio caro*! Menos una página de las del medio que he usado para apuntar mi medicación, todo lo demás es tuyo. El primer día que vine me envié al mail todos los protocolos de la unidad, así que… Si necesitas algo, ya sabes, tan solo tienes que pedírmelo.

—Te quiero tanto ahora mismo… Qué responsable por tu parte, no pareces tú. Igualmente, como pase algo voy a ir a buscarte, tengo la mirada de Carmen en el cogote cada vez que doy un paso en este box. Tengo que dar buena impresión, explícame un poco, plis. Por cierto, ¿la bronca aquella que te metió Carmen ayer de qué era? Estaba liado haciendo cosas y no me enteré.

—Nada, nada… No pienso en el pasado, *amore*. Me distrae del presente. Atiende. Te voy a hacer un breve resumen de lo que tienes que saber de esta máquina. Esto que ves arriba son las bolsas de líquido dializante, de aquí chupa el líquido la máquina. Si todo va bien, el noventa por ciento de las intervenciones que tengas que hacer con esta máquina consistirá en cambiar estas bolsas. Ya lo haremos juntos, así que por eso, no te preocupes. Esta especie de tubo gordo que ves aquí fijado es el filtro en sí, aquí pasa la magia. Entra la sangre «sucia» y sale «limpia», y por este otro tubo se le devuelve al paciente. Del mismo filtro sale este otro, con lo que equivale al pis del paciente, que se recoge en esta inmeeensa bolsa, que, por el nivel que lleva, te va a tocar vaciar a ti, por cierto. Si hubiera restos de sangre en el pis, el hemofiltro te lo diría pitando, porque significa que probablemente dentro del filtro se haya roto algún capilar y esté perdiendo sangre. Humm… ¿qué más te cuento? Las presiones estas que ponen aquí, básicamente son la fuerza con la que el filtro tiene que «chupar» la sangre, devolverla al paciente, o la presión misma que hay dentro del filtro. Te pongo yo las alarmas y ya te pasaré al chuleta de los valores para otro día. Si estas pitan, tienes que saber cómo solucionar cada problema pero, normalmente, la presión arterial es por el catéter, y si pone PTM alta es que se te va a coagular el filtro. ¿Va con heparina tu paciente, no?

—¡Bua! Me va a explotar la cabeza, demasiada información. ¿La heparina? Se la han quitado esta mañana para hacer un recambio de vías, he leído en el evolutivo.

—Pues ya puedes cruzar hasta los dedos de los pies para que no pase nada, majo. Que tu paciente no tenga heparina quiere decir que ahí dentro se van a empezar a formar coágulos. Y si tu paciente está séptico, todavía más. La PTM que tiene ya me parece alta. Tú me pegas un grito y ya vemos.

—Sí, claro, tía. No sé lo que es la PTM esa, pero con Carmen aquí delante, ¿qué hago?, ¿pido socorro cuando necesite algo? Esta me echa la bronca, sea lo que sea, porque ya lo debería saber, eh. No vuelvo a pisar la UCI. Hay que inventar algo, en plan palabra clave, para que no sospeche cuando te pida ayuda.

—Vale, pensemos. Tiene que ser algo con gancho, con garbo. Yo propongo que digas en voz alta «el águila está en el nido»

—Pero, vamos a ver, Meri. ¿En qué contexto podría yo decir eso sin que Carmen sospeche? Es un cantazo. Otra cosa, esa no me gusta.

—Bueno, pues yo qué sé. Es la típica frase en clave de espías. Si no, podemos decir «¿hacemos un cofi?». Es algo que decimos habitualmente. Puede colar.

—Venga, vale, me sirve. Vamos manos a la obra.

Como si fuera Horatio en *CSI Miami*, cojo mi linterna y me pongo a inspeccionar atentamente cada milímetro del circuito del hemofiltro. Coágulos, sé que estáis ahí, no puedo veros pero vosotros sí podéis verme a mí. Voy a por vosotros. Esto es una amenaza directa.

A primera vista, no me parece que haya ningún resto de fibrina, lo cual me hace respirar un poco más tranquilo, pero trabajando en esta UCI, ya me espero cualquier giro argumental de última hora, así que estoy en modo alerta: activado. Nada es lo que parece. A todo esto, me parece curioso cómo una terapia, que no deja de ser un soporte para el paciente, eclipsa absolutamente toda la atención de nosotras, las novatas, y hace que nos quedemos hipnotizados mirándola y dejando en segundo plano al paciente en sí, cuando evidentemente no debe ser así. Ahí está la diferencia entre una enfermera que domina los hemofiltros y una que tan solo los sabe llevar.

Aún no me han traído los papeles del señor fallecido de al lado, pero la familia me ha vuelto a preguntar si sé algo. No sé si lo que voy a decir tiene sentido para vosotras, colegas, pero ¿sabéis cuando os sentís mal por una familia, porque su familiar, que era vuestro paciente, se ha muerto, y encima son majísimos, superagradecidos, y eso os hace sentir infinitamente peor? Pues me está pasando con ellos. No se puede ser más encantador, así que intento pinchar un poco a los médicos para que hagan el papeleo un poco más rápido y la familia pueda irse ya a su casa a pasar el duelo. De vuelta del despacho de los médicos me paso por el box de Meri y me la encuentro hablando con Lourdes, la paciente del otro capítulo. Se ve que le dieron el alta, se fue supercentrada de la cabeza a planta, pero tras varias semanas y alguna que otra complicación, ha tenido que reingresar en la UCI. Cómo no, de la mano de Lourdes ha venido también su desorientación máxima y su delirio, aunque esta vez algo menos agresivo.

—¡¡La enfermera de ayer era una hija de puta, menuda sinvergüenza. No sabe hacer su trabajo y encima no tiene ni un poco de respeto por nada!! —le dice a Meri mientras ella asiente seriamente.

—Uy, sí, sí. ¿Esa? Una guarra. Las cosas como son, Lourdes. Cuando una lleva razón, lleva razón.

—¡Psst! —le chisto dándole un codazo suave para llamar su atención—. ¿Quién había ayer aquí? —le pregunto en voz baja.

—Yo. Jajajaja. Estaba yo aquí —dice entre carcajadas—. Pero da igual, seguirle el rollo es más divertido. Lourdes, ¿a que la enfermera de ayer era una sinvergüenza? Díselo a Charlie, que se entere. Dilo, reina, dilo.

—Uhhh, esa, que no me la encuentre yo. ¡Una denuncia le ponía! Por mala enfermera y… ¡y por imbécil! —sigue farfullando mientras Meri se aguanta la risa sin mucho éxito.

—Eso, eso. ¡Es que no puede ser! —le sigue el rollo—. En fin, qué risa. Charlie, te buscaba la Doctora Jones para que le sacaras una analítica al del hemofiltro, o algo así. Ha venido antes supermona para pedírmelo. Por favor y todo me ha dicho… Anonadada me hallo. Parece que en la residencia le están enseñando modales. Y el filtro, qué. ¿Te está dando mucha guerra?

—Pues no, la verdad. Se está comportando bastante, no me puedo quejar. No me ha tocado cambiar ni una sola bolsa desde que hemos llegado. Estoy teniendo mucha suerte. Y tú… ¿Desde cuándo eres amiguita de la Jones? ¿Qué me he perdido, maja?

—Naaah, *amore*. Si es que una es de gustos sencillos, me dicen por favor y gracias y me tienen en el bote. Aunque una perdona pero no olvida, que la tía era una clasista de mierda conmigo, acuérdate en Urgencias. Pero bueno, que es bastante mona… Además, que *pa* lo que hay que ver entre los hombres, igual abro fronteras a otras cositas.

—Di que sí. Hay que probar de todo —le dice Lourdes—. ¡Yo de joven fui lesbiana un tiempo! Luego ya se me pasó, me volví normal y me casé con mi Antonio.

—Ahá. Normal. Lo que hay que oír —dejo caer—. Bueno, familia, me marcho a trabajar un poquito que os veo muy entretenidas a vosotras dos solitas.

—¡*Ciao, amore*!

Por el pasillo me cruzo a la médica y aprovecho para preguntarle sobre la analítica que quería. Me ha dicho que le vamos a hacer un control de la coagulación para ver qué tal va porque creían que el paciente había sangrado, pero se tenían que plantear reiniciarle la heparina para que el hemofiltro no se coagulara. Muy correcta pidiéndome las cosas, no doy crédito, igual que Meri. Saco la analítica y aprovecho para hacerle una gasometría. Para las que no seáis enfermeras, cuando le comentas un problema a un médico y te pide que saques una gasometría es como cuando la gente está en *¿Quién quiere ser millonario?* y piden el comodín de la llamada. Es un recurso para tantear la situación y así, aunque algunos lo nieguen, escurrir un poquito el bulto para gestionar después el problema, sea el que sea, siempre que no se trate de una urgencia vital. En ese caso, también te pedirán una gasometría, pues sirve para indagar un poco en la situación actual del paciente, no nos vamos a engañar, al darte datos sobre el oxígeno y el dióxido de carbono en sangre, así como de la saturación de oxígeno y del ph. Gasometrías para todos. Fiesta. La gasometría de mi paciente ha salido bastante bien menos por unos valores de lactato que dan calambre a los ojos nada más verlos.

—Meri, mira qué valores me salen… —le digo preocupado.

—¡UY! Amigo, se te va a coagular el filtro en cero coma. Tu paciente tiene veneno en la sangre. Tu ere veneeno, puuuro veneno… —se pone a cantar bailando salsa ella sola.

—Tú te montas la fiesta en cualquier sitio, eh. ¿Qué tengo que hacer?

—No tengo antídoto papááá… —sigue cantando ella–. Nada, tú dale a Start / Reset, que si no se coagula. ¿Ves esto rojo que da vueltas? Pues no tiene que estar parado. Si se para, estás vendido.

¡¡¡PIP-PIP-PIP-PIP!!!

Mierda, alarma de incendios. ¡Corred! Ah, no, esto ya lo he vivido antes, estoy teniendo un *flashback.* Es mi hemofiltro. Ha llegado el temidísimo momento. Me voy rapidísimo al box dispuesto a dar la mejor versión de mí mismo contra el gadgeto-bicho este. Vale, hemofiltro. Tú me caes mal, yo te caigo mal. No pasa nada. Vamos a llevarnos lo mejor posible para que esto vaya bien. Salgamos de esta lo mejor que podamos ambos. Problemas de presión arterial. Miro en el manual y empiezo a prepararme un campo estéril para manipular la conexión del hemofiltro y el catéter. Toqueteando un poco el catéter de forma estéril consigo arreglarlo y la presión que me daba problemas se corrige. Me siento *hacker* de la vida, la verdad. Justo al acabar de arreglarlo, viene Meri.

—¡Ole tú! Este es mi amigo. No ha sido para tanto, ¿ves?

—Tú no te vayas muy lejos por si acaso.

—¿Oye, tu paciente no se va a comer la dieta, no? —me dice desde la puerta.

—Hombre, pues no sé a cuál te refieres, pero uno está intubado y el otro está muerto, así que comer, no come ninguno.

¡¡¡PIP-PIP-PIP-PIP!!!

—¿Qué le pasa a esto ahora, Meri? No me deja darle a Start / Reset. Mierda. ¡Meri! ¿HACEMOS UN COFI? —Carmen desde su despacho me mira extrañada como diciendo: «¿Os vais a tomar un café ahora que vais de faena hasta arriba, pandilla de irresponsables?».

—QUE SI HACEMOS UN COFI —vuelvo a repetir en voz alta.

—¡Ah! Voy, voy —grita Meri desde su box—. Hum, presiones de dos cientos milímetros de mercurio. Amigo, bájale el nivel del caza, que se te va a colar sangre por aquí y como se te moje este filtro que tienes aquí ya sí que la has cagado, porque te dará presiones altas todo el rato.

—Amiga, no entiendo nada de lo que me estás diciendo. Arréglame esto, por favor te lo pido. Carmen está cada vez más asomada a mi box.

A todo esto, Carmen lleva ya un buen rato paseándose por la UCI con su máquina de poner precios, gritando números al azar intentando sin éxito concienciarnos.

—¡TRES MIL EUROS VALE ESTO! Y así lo tratáis —se lamenta por los pasillos.

—Amigos, amigas. Ha empezadooo… ¡El precio justo! —bromea Meri—. Observen cuidadosamente este pequeño termómetro. ¿Cuánto creen que vale? —continúa.

—Yo digo que veinte euros, más no —le suelta Sara, que pasaba por ahí.

—Veinte euros para la señorita del fondo. ¿Alguien da más?

—Yo digo cincuenta, pero porfa, ayúdame con lo del hemofiltro… —le recuerdo.

—¡No paráis de romperme los termómetros! ¡CIENTO CINCUENTA EUROS VALE CADA UNO! No valoráis nada —se queja Carmen por el pasillo.

—¡Uyyyyyy! —decimos los tres a coro como lamentándonos de no haber ganado la quiniela.

—Meri, al lío amiga, que se nos va el santo al cielo —le apresuro.

—Hum… *Non ti preocupare.* Vamos a mirar el protocolo, ahí están todas las respuestas. —Empieza a hojear los folios—.

Vale, este error sale en la página quince. Ahá... ahá... —dice asintiendo mientras sigue leyendo.

—¿Qué pone? ¿Qué hacemos? Le estoy dando todo el rato al botón de Start / Reset pero esto sigue parándose, la sangre no se mueve, tía. Se va a coagular.

—Pues.... No hay página quince. Era la de mi medicación, que después he utilizado como mantel para comerme la cena y luego he tirado a la papelera. Upsis.

—¿UPSIS? Te mato.

—Y lo bueno que estaba lo que me he cenado. Improvisemos, jejeje —dice con risa maligna con una pinza kocher en cada mano, abriendo y cerrándolos rápido como si fuera Eduardo Manostijeras cortando los setos—. Vale, presión de doscientos ochenta milímetros de mercurio... Yo creo que si clampo por aquí y nos sincronizamos, y meto un jeringazo de aire por aquí, podemos hacer bajar la sangre de esta línea y así no pitará presiones.

—Pero, ¿qué me estás contando? Como pregunte Carmen voy a negar que hacer esto haya sido idea mía, que conste. ¿Qué tengo que hacer?

—Sususu... dramático. Esto se lo vi hacer una vez a alguien y funcionó. A la de tres tienes que clampar, yo pongo la jeringa y luego desclampa para meterle el aire. ¿*Capito*?

—Que sea lo que Dios quiera... Va. Una... dos...

—Una... dos... ¡Y TRES! —Empezamos los dos a movernos a una velocidad inimaginable, hasta podía parecer que sabíamos lo que estábamos haciendo—. ¿Qué, Meri? ¿Solucionado? —digo justo antes de ver que la sangre sube y sube por el tubo hasta empapar el filtro que decía Meri que no debía mojarse jamás.

—Vale. Presión de cuatrocientos ochenta milímetros de mercurio, lo siento majo. La bomba de sangre está parada y tu paciente no lleva heparina. Cómo lo digo suave… Tu filtro va a morir. Upsis. Toma, coge esto —dice dándome una especie de manivela de plástico. Se la devuelvo y la encaja en una hendidura en la parte delantera del hemofiltro y me dice—: Mira, ¿ves? —Y le da vueltas a la manivela—. Esto hace que la sangre siga girando. Ahora vuelvo, voy a por material para poder devolver la sangre al paciente y que al menos no le tengan que transfundir. Retornar sí que sé hacerlo, que no cunda el pánico. ¡*Chi vediamo, amore*!

Y aquí me tenéis: nervioso perdido, de pie, quieto, viendo que Carmen me mira fijamente desde su despacho para ver cómo gestiono la situación mientras le doy vueltas con la mano derecha a una manivela como si estuviera haciendo helados con la Heladera Famoplay.

—Yo quiero un cono de dos bolas de fresa con *stracciatella* —me suelta Meri—. Es broma, mira. Ahora conecto aquí este equipo de suero fisiológico purgado con un suero de quinientos mililitros, y voy a pinzar la luz de la arteria del filtro para que deje de chupar la sangre del paciente y chupe el suero. Así limpiamos el circuito y podemos cambiar el set y ya está. Fácil, sencillo y para toda la familia. Montarlo de cero es más fácil, ya veras.

Nos ponemos estériles: bata, gorro, guantes y demás. Manipulamos el catéter y conseguimos retornarle la sangre al paciente sin incidencias. ¡Fiu! Menos mal. Aprovecho para ver con la linterna que en el circuito del hemofiltro se encuentran dos coágulos enormes encajados en los cazaburbujas del set.

—Estos cabrones hubieran salido disparados en cualquier momento y el filtro habría muerto igualmente, antes o después. Mira el lado positivo —dice Meri. Me quita la linterna y se pone a iluminarlos con ella—. Hemos creado vida, mira qué gordo es este de aquí. Me parece hasta mono. Le voy a llamar Copérnico. Coperniquín. Bichitoo… viscosín.

—¿Le… acabas de poner nombre a un coágulo?

—Y no me lo llevo a casa porque me da palo cortar el circuito. ¿Pero tú le has visto la carita?

—¿Qué carita, Meri? Es un coágulo, no tiene carita. ¿Cómo te vas a llevar eso a casa? ¡Qué asco!

—El otro día me llevé lo que sobró de una bolsa de nutrición parenteral a mi casa para regar las plantas. Las tendrías que ver… El potus está precioso.

—Algún día te echarán, acuérdate de mis palabras.

—Pues a ver si llega pronto, que con el finiquito me quiero comprar las entradas del Viñarock de este año.

—Bueno, mi trabajo con los hemofiltros lo doy por terminado. Suficiente estrés por hoy, no quiero tener que gestionar nada más que tenga que ver con esta máquina del demonio.

Belén sale de su box, y tras rescatar a Sara de sus quehaceres de última hora, se pasan las dos juntas por nuestros boxes para preguntarnos qué tal vamos con la faena.

—Oye, habíamos pensado en ir a cenar al salir hoy a algún sitio por aquí cerquita. ¿Os apuntáis? No estaremos hasta muy tarde, que Sara mañana viene de mañanas y madruga.

—Qué va, tía. Yo no. Es que se ha muerto un paciente —dice Meri mientras mira el móvil.

—Vaya... lo siento. No sabía que estabais tan unidos. No se te ve muy apenada tampoco, eh.

—¡Ah, no! Me refiero que como se ha muerto, me he comido su cena. Lo que habían traído para él, vamos. Que ya he cenado, quiero decir.

—Vaya... qué tacto tienes siempre, hija mía. Por cierto, Charlie, no sé si te lo han dicho, pero seguramente en el hueco del señor que se ha muerto, que debe ser el de la cena de esta elementa, te van a ingresar a un chico.

—Ostras, pues no me han dicho nada. ¿Qué me tienen que ingresar?

—Pues creo que un fallo renal, no sé secundario a qué, la verdad. Seguramente le pondrán un catéter gordo y será para hemofiltro.

—... No puede ser —digo mirando fijamente a Belén—. Es coña, ¿no?

Meri, al fondo del control, estalla en risas mientras me señala llamándome pringado ante la atónita mirada de Carmen, que ya está recogiendo el bolso y cerrando su despacho para irse a su casa.

—Pues nada. Meri..., «¿hacemos un cofi?» —le digo por última vez guiñándole el ojo.

Capítulo 5

Es-cenas de Navidad

Pasaron los días de otoño y con ellos se marcharon las ganas de hacer planes al aire libre. Se fueron las cervezas al sol y las noches en la playa y volvieron la lluvia y el frío, dos de las cosas que más odio del mundo, pero que también anuncian el regreso de la Navidad. No creáis que me entusiasma en exceso, pero sí hay un pequeño evento dentro de este gran macrofestival del capitalismo que, siendo sinceros, espero con ansias más que ningún otro, y es la cena de Navidad de la UCI. Llevo poco en el hospital, pero me han contado que destacan por ser especialmente picantonas y rememorables. Jefes que beben un poco de más de lo debido, compañeros que siempre han tenido algo de tensión, que deciden romperla con el puntillo de cava, doctores de renombre y gran prestigio perreando encima de la mesa... Pequeñas cosas que tengo muchísimas ganas de ver y más si es la cena de la UCI y son mis compañeras. En la UCI todo toma un aire de grandilocuencia y seriedad que normalmente deja poco lugar al humor. ¡Pensad en mí! La de malas miradas y comentarios que me he ganado por hacer lo que hago con los memes, pero por suerte esas cosas me resbalan más que el suelo del box cuando intuban usando Silkospray.

Y por fin llega el gran día de diciembre en el que entramos a la salita como otro anodino día y nos encontramos un papel colgado en el office. No parece una formación para que nos apuntemos ni tampoco una carta de agradecimiento de un paciente o de un familiar... Efectivamente. Es la lista de la cena de Navidad y hay que apuntarse. Como si fuera una excursión a Port Aventura, Meri y yo nos apuntamos los primeros, llenos de altas expectativas y ganas de beber un poquito. Bolígrafo en la mano derecha y papel en la izquierda, pasamos box a box preguntando quién se apunta como si estuviéramos pasando lista en una clase de preescolar.

—Tía, luego, como sea una mierda, me llevaré un chasco enorme.

—Anda, anda, anda... ¡Qué va a ser un chasco! Nos tenemos que encargar personalmente de que esta fiesta salga hasta en las noticias.

—No te flipes, pero me gusta tu energía... ¿Quién es la que prepara las cenas normalmente?

—Diría que Sara, Belén y estas. ¿Les digo que nos metan en el «comité de fiestas»?

—Venga. Seguro que es divertido. Me apunto. Si hoy lo tenemos bien, podemos aprovechar para decorar un poco la UCI, que esto está muy muerto y ya es casi Navidad.

Al acabar el café, entramos al box a hacer constantes. Hoy llevo a Álex, un chico joven que ha tenido un accidente de moto, y a Patricia, una mujer que ha sufrido un «intento de autolisis». Si las que sois enfermeras, algún día trabajáis en la UCI, veréis que con ciertos temas, que son algo delicados o escabrosos, tendemos a ser altamente eufemísticos. Intento de autolisis es un intento de suicidio, «sialorrea» es babear como un caracol, «priapismo» es empalmarte mucho rato, «meteorismos» son pedos, y así con todo. Nos gusta hablar en clave. Le da un toque *Hospital Central* a todo lo que decimos, como un poco más serio si tenemos en cuenta que el contexto habla de pedos o erecciones.

Patricia está en ese punto del ingreso en que le hemos parado la sedación esperando a que despierte, porque no las tenemos todas con nosotros de que no se haya quedado mal de la cabeza y hemos de averiguarlo de alguna manera. Le miro la tensión, diuresis, temperatura, etcétera, y me dispongo a valorar el Glasgow, ya sabéis, el nivel de consciencia. La veo entreabrir los ojos cuando le pregunto:

—¡Hola, Patricia! ¿Puedes oírme? Me llamo Charlie, soy tu enfermero de hoy.

—Ho... Hola... ¿en... fermero?

—Sí, ¿sabes dónde estás? Apriétame un momento la mano, quiero ver que me entiendes bien —me aprieta sin problemas—. Perfecto.

—No... no sé dónde estoy —afirma confundida.

—Estás en el hospital. ¿Recuerdas lo que pasó ayer? Estabas en tu casa, en el comedor —le digo en un tono serio y solemne.

—Ah... sí. Estaba viendo *La isla de las tentaciones*, es verdad...

—Sí. ¿Y qué pasó luego?

—Ah, sí, que me tiré por la ventana —afirma con rotundidad—. No recuerdo nada después…

—¿Tienes… no sé, alguna pregunta…? ¿Hay algo que te preocupe que quieras preguntarme?

—Pues ahora que lo dices, sí. ¿Lucía se lio con Manuel o no? Es que me parece muy fuerte que el tío en su cara se ponga a justificarle por qué la ha engañado. Bueno, es que me lo hacen a mí y lo tiro por la ventana ¡jajaja, nunca mejor dicho! —dice explotando en una carcajada inmensa. Yo, a cuadros, miro a mi alrededor como buscando la cámara oculta porque no me creo que esto sea real y para ser el día de los Inocentes todavía es demasiado pronto.

—Estás en la UCI, Patricia. ¿Quieres que avisemos a alguien de tu familia? Necesitamos que nos digas algún número de teléfono que te sepas para poder guardarlo como contacto.

—Pues mira, apunta que te doy el teléfono de mi hermano y se lo dices a él. Y pregúntale lo de Lucía, que él también lo estaba viendo ayer.

—Sí… sí, voy. Por cierto, ¿tienes hambre? Desde que te hemos quitado el tubo de la boca no has probado bocado.

—Un poco sí. ¿Podría comer algo? —pregunta ella justo antes de que aparezca Sara por el pasillo con una bandeja de comida en las manos.

—Mira, Patri, te han traído una fácil masticación. Es muy suave, seguro que te entra bien ahora en el estómago.

Le pone la bandeja encima de la mesita para que pueda comer tranquilamente y yo aprovecho para salir y contarle la anécdota del día a Meri y para apuntar el teléfono que me ha dado en el historial mientras aprovecho para hojearlo un poco. Aparentemente tiene un trastorno de salud mental previo, controlado con medicación pero con algún altibajo por un seguimiento algo irregular de la medicación, o como le llamamos técnicamente, por una «mala adherencia al tratamiento». Aprovecho para decir que si tenéis a vuestro alrededor a alguien que padezca de salud mental, lo miméis un montón, porque no hay peor forma de sentirse incomprendido y va a necesitaros mucho más que si se hubiera roto una pierna. Cojo el teléfono, marco el número del hermano, y al contarle el caso, oigo al otro lado de la línea:

—¿Que *sa tirao* otra *ve*? Eso *e* porque la otra *ve* se fue de casa y *pa* que no se fuera *ma* le puse un *candao* en la puerta. Aaaro. Pero está bien *to*, ¿no? *Meno ma, meno ma*... Dile que *pa* la tarde me *aserco* a verla, que ahora tengo que *i a hasé uno mandao*. Y no le di *cushillo* ni *na* que a *vese* le da por *ponerce* agresiva. Digooo. En mi casa dormía con *er* pestillo *eshao*. *Cí, cí. Fite tu. No vemo luego, engaaa. Adio, adio.*

Pues nada, ya me quedo más tranquilo.

¡Oh, no! Me doy cuenta de que hemos cometido un error de novatillos de psiquiatría. Le hemos entrado la dieta. Primer plato, segundo plato, vaso, tenedor y... cuchillo. Fantástico. He armado yo mismo a la paciente de psiquiatría. Voy a buscar a Meri y me la encuentro con un gorrito de Papá Noel sacando una gasometría y tarareando canciones navideñas.

—Amiga, tengo una paciente de psiquiatría que el hermano me ha dicho que se pone agresiva a veces y le he dado la dieta y un cuchillo. ¿Soy tonto o soy tonto?

—Jajaja. ¡Estás ho, ho, hodido! Feliz Navidad. Ahora voy a ayudarte. ¿Me haces esta gasometría, porfi? —dice tendiéndome la jeringuilla que estaba usando para la analítica—. Apúntame la FiO_2 al cincuenta por ciento (es decir, oxígeno a la mitad del máximo), que luego lo ven los resis y si no, les da un infarto.

Mientras el gasómetro calibra la muestra, me pongo a pensar en diferentes escenarios posibles que podrían darse por lo del cuchillo. Podría cortarse ella las venas para volver a hacer un «intento de autolisis», aunque objetivamente para ella esa es una mala opción, está en una UCI y lo arreglaríamos rápido con un par de sedas y agujas. Podría cortar algún cable del monitor, es, *a priori*, la peor opción que se me ocurre para mi persona: Carmen me arrastraría de los pelos por toda la UCI y me haría comprar cables nuevos para toda la unidad, y no está mi sueldo como para permitirse semejante derrama. Podría amenazarnos con el cuchillo, y conociendo a Meri, esta se mete en la pelea con ella, lo cual tampoco nos interesa a ninguno. Vaya cuadro. A ver qué pasa. Sale la gasometría de Meri, pO_2 de treinta milímetros de mercurio (presión parcial del oxígeno, los valores normales están entre sesenta y cien…), pH de seis con ocho… No me gusta mucho lo que veo.

—El que está ho-ho-hodido es tu paciente, guapa —murmuro.

Aparece detrás de mí como un ente de las tinieblas la Doctora Jones, que era quien había pedido la gasometría, y me empieza a gritar:

—¡PONLE BICARBONATO, UNA CARGA DE TREINTA DE POTASIO, SÚBELE LA FIO_2, PREPARA PARA HACERLE UNA FIBRO Y VAMOS A…!

—Uno: no sé de quién me hablas; dos: lo lleva Meri, pero me ha dicho que le ha subido la FiO_2. —Se da media vuelta y se pone a gritarle a ella.

Esto pasa mucho en el hospital, por si no lo sabíais. Viene un médico y te empieza a preguntar la vida en verso sobre el paciente que a él más le preocupa en ese momento, indiferentemente de que sea tuyo siquiera. Lo más probable es que no sea tuyo y que lo lleve alguna de tus compañeras, y si es tuyo, seguramente hayan pasado cinco minutos desde que has cogido el parte y no te ha dado tiempo ni siquiera de ponerle cara ni tampoco de tomarte un café. Aparece Meri al cabo de un rato tras ponerle la medicación que le había pedido la doctora a su paciente.

—Mira, me tienen hasta el higo. Llevo un par de guardias malas, malas... Ni una buena, tío. Yo creo que soy gafe, me han echado un mal de ojo o tengo depresión postparto.

—No se bromea con eso, mujer. ¿Postparto de qué parto? Si tú no tienes hijos.

—Del parto de mi madre. Desde entonces todo para abajo... todo mal. ¡Todo mal! Oye, ¿has recuperado el cuchillo de tu paciente?

—Qué va. Me asomé al box a ver si lo veía pero no sé dónde coño lo ha metido, y la señora no hace más que sonreírme superdulce y me pone los pelos de punta.

—Vale, Charlie. Esto es una misión para el comando trinchera. Pensemos en frío. Plan A. Tenemos que entrar y le damos conversación disimulada mientras tanteamos sutilmente la habitación en busca del cuchillo, lo extraemos sin que se dé cuenta y nos lo llevamos y ya está. Plan perfecto. No puede fallar nada, no tiene fisuras.

—Hum… vale, me gusta. ¿Y el plan B?

—Igual pero gritando.

—Qué remedio… Vamos.

Llego al box acompañado de Meri, quien empieza a preguntar cosas a Patricia para entretenerla. Yo aprovecho para «ordenar» el box. Nada en los cajones, nada en la mesita… Tampoco tiene tantos sitios a su alcance desde la cama para esconder el cuchillo, a no ser que se haya levantado, es una opción que no habíamos contemplado. Veo a Meri, que se empieza a quedar sin temas de conversación y a sonar forzada al preguntarle sobre temas absurdos. Mientras más busco, más surrealista me suena la conversación que están teniendo ellas dos.

—¿Y eres creyente? ¿Sí? Ah, vaya. Y, ¿cómo está… Dios… hoy? ¿Has estado en el Vaticano? Es precioso realmente, ¿eh? Yo estuve saliendo con un italiano un tiempo, ¿sabe? Me llamaba *amore* todo el rato, por eso lo digo tanto ahora. ¿Le gusta la pizza? ¡*Mamma mia*, es una maravilla! Yo estoy intentando aprender italiano pero, claro, es muy difícil. ¿Tú hablas italiano? —sigue con su verborrea cada vez objetivamente más nerviosa, hasta que la veo extenuada, prácticamente rindiéndose, y se dirige a Patri dando voces:

—Vamos a ver, ¡¿DÓNDE ESTÁ EL CUCHILLO?! ¡CONFIESA!

—AAAHHH… ¿Qué cuchillo? ¡¿Qué dices?! —dice Patricia atónita.

—Sabemos que lo tienes tú. ¡¿Dónde está?! —dice Meri y simula una pistola con las manos, esa que solíamos hacer todos de pequeños.

—No sé de qué me hablais. ¡¡Yo no he usado el cuchillo para comer!! ¡Si solo me han traído sopa…! ¿Para qué quiero yo un cuchillo? —se defiende. Mete las manos debajo de la sabana para taparse como un niño asustado.

—¡EH, EH! Manos arriba. ¿Qué escondes ahí? —dice Meri como si fuera un policía—. ¡Estoy muy nerviosa!

—Nada, nada, mira. No tengo nada.

—Chicas, parad. PA-RAD. Estamos sacando todo de contexto, no pasa nada. Da igual. Patricia, mis disculpas por este malentendido, ha sido un error nuestro —digo intentando calmar las aguas cuando el problema lo he causado yo—. Patri, esta tarde vendrá tu hermano a verte. Ha dicho que ahora tenía que ir a hacer unos recados y que no podía acercarse. Se me ha olvidado preguntarle lo de Lucía de *La isla de las tentaciones*, pero como lo vas a ver luego, eso ya se lo preguntas tú.

—¡Ay, qué alegría! Hace mucho que no lo veo. ¡Espero que viera el debate de después! —cambia drásticamente de humor y sonríe.

Al menos ha funcionado… Menos mal. Meri sale del box a cuadros y me echa la bronca con toda la razón del mundo por haberle dicho que tenía un cuchillo que aparentemente no tenía. Me siento fatal por Patri, menos mal que se le ha pasado rapidísimo. Para intentar compensar a Meri del mal rato, cojo una caja llena de decoraciones navideñas y se la acerco. Sé que estas cosas le encantan, por lo que me pongo una diadema con unos cuernos de reno, me enrollo un espumillón como si fuera un fular y le pregunto si se anima a decorar conmigo la UCI. Box a box, enganchamos un pequeño detalle en cada puerta como en las películas americanas, y entregamos algún pequeño detalle a cada trabajador para que se lo ponga en el bolsillo del pijama y no vayamos tan sosos a trabajar.

Muchas veces damos por hecho, como decía al principio, que nos va a tocar trabajar en Nochebuena, Nochevieja, Navidad, Reyes y demás. Se da por hecho que trabajar esos días significa renunciar a ellos y a lo que se celebre en cada momento, y no me parece correcto. Si nos arrebatan la posibilidad de celebrar esos días con nuestras familias, debemos apropiarnos de esas fechas, replantearlas y celebrarlas (de otra forma quizás) con nuestras compañeras. Decorarnos, celebrar, festejar, siempre sacando primero la faena y siendo conscientes de dónde estamos, pero incluso así, creo que podemos darles más vida a los pacientes y energía para que salgan antes de estos sitios tan lúgubres. No debe de ser fácil tampoco pasar esos días en la UCI como paciente sin estar acompañado de tu familia.

Al terminar de decorar la UCI, cojo a Meri por banda y le coloco en el brazo una cinta que acabo de improvisar con un trozo de venda de crepé donde he escrito «Presidenta del Comité de Fiestas Navideñas», con intención de animarla a empezar a organizar la cena. Llamamos a un par de sitios y acabamos contactando con un restaurante de ambiente rural bastante grande que queda cerca del hospital, así todo el mundo puede acercarse una vez haya acabado de trabajar y nadie tiene que conducir demasiado rato. Elegimos el menú y toca organizar lo bueno: la sala de fiestas.

—Meri, falta por decir qué queremos de bebidas para la gente y la música.

—Barra libre y reguetón; siguiente pregunta.

—Maja, hay que pensar en la gente, que no todo el mundo es igual que tú. Había pensado que podrían traer botellas de vino para cada equis personas por mesa, y podríamos alternar el reguetón con algún clásico de toda la vida, de los típicos que sonaban en el *Caribe 2001*.

—¡*La mayonesa*, que pongan *La mayonesa*! —pide Sara de fondo.

—Eso ya se lo pides tú al DJ la noche de la cena, anda…

Se acerca la gran esperada fecha y para mi desgracia pero no para mi sorpresa, me toca trabajar, así que meto en la taquilla el traje en una percha como si después de trabajar me fuera del tirón a un bautizo o a una comunión. Pasamos el parte y coincidimos en el vestuario todas las compis, emperifolladas de arriba abajo, base de maquillaje y brocha en mano, bien preparadas para mostrar su mejor cara en esta gran velada. Nos organizamos en unos cuantos coches para no coincidir todos aparcando y ponemos rumbo al gran festival. Cómo definir lo que nos encontramos nada más llegar al restaurante… Un *show*. La gente lleva bebiendo desde media tarde y, a no ser que me amorre a la botella de vino blanco, me va a costar mucho alcanzarles el ritmo. Pero todo es proponérselo. Se me olvidó decir que Meri tenía el día de fiesta y suponía que habría venido antes con las demás compañeras que tenían libre. Creo que la estoy viendo en el fondo del comedor subida a una silla ondeando al viento algo de tela blanco que, espero como buen amigo que soy, no sean sus bragas. Al menos no todavía, que no son ni las once.

—¡Charlieeeeee! Te lo has perdido, han puesto *Pepas*. Vaya temón —dice ondeando lo que ahora puedo apreciar que es una servilleta.

—Amiga, ¿vas morada ya? ¿Cómo va la cena? Cuéntame.

—Qué va, estoy interpretando. La gente aún no va entonada y el ambiente está muy serio, así que, además de organizadora oficial de la cena, ahora soy la animadora de eventos y festejos. ¿Qué te parece? He pensado que si no se acaba de animar, antes de los postres les voy a proponer jugar al pañuelo o a la patata caliente.

—Me parece bien, me parece bien. Bueno, voy a sentarme por allí, que aquí no tengo sitio.

Dicho esto me pongo a dar una vuelta por las mesas en busca de un sitio libre que esté al lado de alguien que, o bien me caiga mínimamente bien, o bien no piense que soy un inútil rematado. No… Hum… no. Ahí tampoco… No… no. Tengo dos opciones. O me pongo en la esquina de la mesa con un taburete o me toca sentarme al lado de Carmen. Hemos venido a jugar, voy a sentarme con ella y, oye… si sale mal, otra anécdota más. Está sentada al lado de la responsable del sindicato y, a juzgar por lo cerrados que tiene los ojos, debe de haber tenido el día libre y debe de haber empezado pronto con el vinito.

—Pues a mi seis meses de trabajo y seis meses de vacaciones me parece una propuesta sindical ¡de mínimos! ¿Qué os parece? Lo voy a presentar al comité, claro que sí —balbucea la responsable.

Me acerco a ella, la miro, miro la cara de Carmen y decido tomar cartas en el asunto. Le retiro cortésmente la copa, se la dejo sobre la mesa y le digo al camarero «si un vasito de agua para mi compañera de aquí es posible». Me siento junto a Carmen en silencio y miro a los lados por si casualmente apareciera una cara conocida que me salve la cena. A mi izquierda tengo a un hombre que creo que es cardiólogo, el cual ahora mismo no está, supongo que habrá ido al baño. Momento oportuno, bajo el criterio de Meri, para sentarse en su silla y ponerse a darme conversación ya que nos ha tocado sentarnos separados.

—Charlie, me estoy descargando el Tinder. Aquí hay mucho cirujano y gente de billetes. A ver si este verano me lo puedo pasar en Menorca, que tengo muchas ganas de ir. Match. ¡Match!

—Sí, claro, y yo en un barco, no te jode. ¿Hay alguno guapo con el que puedas dar un buen braguetazo o qué? A ver, enséñamelos. ¿Cómo va esto?

—Oye, que yo no soy una muerta de hambre, ¿eh? Podría decir, y bien contenta además, que con todo lo que tengo ahorrado puedo vivir sin trabajar hasta que me muera. Tendría que morirme mañana, pero no pasa nada. Mente emprendedora.

—Uy, este, mira qué mono para ti, tía. Dale *like.*

—Hum… tiene cara de que le guste que le digan cosas guarras en plan… no sé. Gangrena de Fournier. No lo veo.

—¡Qué asco, tía cochina, que estamos comiendo!

Entre risas y copas de más, la gente se va arrancando progresivamente a bailar en la pista, dándolo todo al ritmo de Daddy Yankee y Bad Bunny. No sé cómo habrían sido las cenas de otros años pero, desde luego, estoy tremendamente orgulloso del resultado de esta. Meri me dice que la acompañe a fumarse un cigarro fuera, por lo que cojo mi chaqueta y me levanto.

—Anda, líamelo tú, que yo no sé liar y menos de pie, me tiembla todo.

—No sabía ni que fumabas, tía.

—No, si ya no fumo, pero de fiesta me da ganas… Además, que fumando se conoce mucha gente, mira este. ¿Tienes fuego, guapo?

—Si yo tengo mechero, tonta.

—¡Chsss! Calla, que me lo espantas —me dice en voz baja—. Ay, gracias. Dónde tendré la cabeza, me lo he dejado en casa, jajaja. ¿Trabajas por aquí?

Pues nada, ya hemos perdido a Meri. Me quedo de pie a unos metros fumándome yo otro cigarro cuando aparece Carmen y empieza a reñirme por fumar.

—No te da vergüenza, con todo lo que vemos en la UCI cada día y tú fumando. Qué ejemplo le estamos dando a nuestros pacientes. La promoción de la salud empieza por nosotros mismos. Qué pensaríais vosotros si me vierais a mí comer cada día comida basura, ¡pues que menuda soy! Tenéis que pensar que…

Entra en bucle ella sola. En silencio entono el *mea culpa* con la cabeza agachada, pero no lo suficiente como para no ver que a la derecha tengo al responsable de Infecciosas dándole fuego al residente de Neumología y aquí nadie dice nada. Levanto la cabeza para intercambiar una mirada cómplice con el residente, que levanta el cigarro como diciéndome «estamos contigo, paciencia», y me sonríe.

Sigo haciendo la ronda pertinente para ver a mis compis y acabamos bailando unos cuantos de los éxitos más antiguos que podáis recordar. Se hace de madrugada y empiezan a echar a la gente. Meri se me acerca para decirme que se va con una amiga a una especie de discoteca que abren para gente del hospital no muy lejos del restaurante, que nos vemos allí. Belén,

Sara y yo nos vamos en el mismo coche camino del local que nos habían comentado, hablando entre nosotros, apostándonos quién será el primero que dé la nota cuando haya bebido de más. Mi caballo ganador siempre va a ser Meri, así que, cómo no, apuesto una vez más por ella: en cuanto a beber y dar la nota, Meri nunca defrauda. Belén conduce porque no ha bebido nada, pero Sara y yo vamos un poquito piojos de darle tanto al vino blanco. Cantando a gritos *Por la raja de tu falda* de Estopa, vemos como el coche de delante hace una maniobra brusca al pasar a gran velocidad por un badén, se sale de la calzada y choca contra un pivote de cemento. «Me di un piñazo con un Seat Panda» nunca había tenido tanto sentido, aunque el coche de delante lo conduzca una chica y es un Seat León. Sara y yo nos bajamos del coche para asegurarnos de que la chica está bien.

—¡Hola! ¿Me escuchas? Te has pegado un buen leñazo… —le grita Sara desde fuera del vehículo. La chica no responde.

—Belenaaaaa, llama a una ambulancia, anda —le grito con Estopa aún de fondo—. Sara, mira al menos si respira, que me da mala espina.

—Hum… Nop. Creo que no respira. Ay, pero no estoy segura. ¡No sé! —concluye—. ¡BELENAAA! ¡¡Tráete mi neceser del hospital, que lo tengo en el maletero!!

—Vale, espérate, que esto lo di en un posgrado de trauma hace poco —digo reflexionando.

—¿Y recuerdas lo que te explicaron? —pregunta Sara.

—Pues hija, más me vale por la cuenta que me trae. Hay que sacarla del coche. Maniobra de Rakuten, creo.

—¿Rakuten? ¡Pero si eso es una tienda de ropa!

—Rakuten, Rautek, algo así… ¡Da igual! Vamos a sacarla lo mejor que podamos. Ayúdame. Hay que poner la mano por aquí y luego la otra mano por aquí y… vale. Ahora.

Ponemos a la chica en el suelo intentando hacerle la fijación cervical de la mejor manera que podemos para ser las tres de la mañana y empezamos a organizarnos entre nosotros.

—Belén, ¿has llamado ya a la ambulancia? Sara, sustitúyeme aquí con la inmovilización cervical que voy a mirarle el ABCDE (esto os lo explico luego, que si no, ahora se corta el rollo).

—Sí, ya he llamado. Toma, Sara, tu neceser —le dice lanzándole una bolsa roja.

—Este es el neceser del maquillaje, tía… Tengo vías y vendas en el otro, corre —dice a Belén—. Vale, no respira, Charlie. ¿Le hago la hiperextensión frente-mentón?

—¡No, no! No sabemos qué lesiones puede tener después del accidente. Empújale hacia arriba la mandíbula, aaa… sí, a ver si permeabilizando la vía aérea, de esta manera conseguimos que respire… Nada. Pues chicas, esto es un paro, ya nos conocemos cómo va. Sara, te quiero ahí fija como una estaca en la cabeza. ¿Un balón resucitador no tendrás en el maletero, no? Voy a empezar compresiones. Porfa, sácame el móvil del bolsillo y pon el cronómetro.

—Cronometro puesto. Y da gracias que tengo una vía… Vale. ¡Ya está! Tenemos vía.

Justo aparece la ambulancia. Se bajan un técnico sanitario, un enfermero y un médico. Me quedo atónito por la rapidez con la que han llegado hasta que recuerdo que literalmente estamos a un minuto en coche de la base de ambulancias del hospital donde trabajamos.

—Nos la hemos encontrado inconsciente en el coche, se ha chocado contra esa estructura de cemento. Glasgow tres. Damos por hecho que tiene un traumatismo craneoencefálico, el cristal del conductor está manchado de sangre y tiene una herida en el lado frontal izquierdo. No respira. Le hemos puesto un catéter del 20G en el plexo derecho. Llevamos dos minutos de reanimación cardiopulmonar —le digo al enfermero de la ambulancia pasándole el parte apresuradamente mientras el técnico me sustituye en las compresiones del tórax.

—Joder, ¿pero quiénes sois vosotros, el Comando G? ¿De dónde habéis salido?

—De la cena de la UCI, tío. La lleváis al hospital más cercano, ¿no? Nos vemos ahí.

Ahora sí, tiempo de explicar a los que no han entendido nada los términos técnicos, aunque todo esto lo habréis visto en la tele, eso fijo. El ABCDE es una forma abreviada de referirse a los cinco pasos para evaluar los daños sufridos en un accidente: A. Despejar la vía aérea y control de la columna cervical (aquí la hiperextensión o maniobra frente-mentón muchas veces no se pueden hacer si hay sospecha de traumatismo craneoencefálico o daño medular, cuyo objetivo no es más que poder despejar la vía aérea). B. Respiración. C. Control de hemorragias. D. Déficit neurológicos (si está mal de las entendederas, el famoso Glasgow que ya debéis saber al dedillo lo que es). E. Proteger el entorno. ¿De acuerdo? Pues, sigamos.

Recogemos nuestros bártulos y ponemos rumbo al hospital del que hemos salido apenas hace cinco horas, con media botella de vino encima y suficiente adrenalina en el cuerpo como para que los efectos del alcohol ya hayan desaparecido. Imaginadnos en la puerta de Urgencias. Belén con su vestido largo azul y el rímel corrido de llorar de la impresión del accidente. Sara con un vestido corto de lentejuelas, despeinada y con las rodillas peladas de arrodillarse en el asfalto. Yo con un pantalón negro, también hecho un gurruño, la camisa blanca, las manos manchadas de sangre y unas ojeras que nos llegan a todos a los pies causadas por el trauma del accidente y también por las horas trabajadas en el último turno que llevamos a la espalda. Me empieza a sonar el móvil, número desconocido.

—¿Diga?

—Hola, *amore*, soy Meri. Te llamo desde otro móvil.

—Hola, Meri, ¿a que no sabes dónde estoy? He tenido una noche de locos.

—¿A que tú tampoco sabes dónde estoy? Quizás te gano y todo.

—Me das miedo…

—¿Te acuerdas que te dije que me iba de tranquis con una amiga?

—Sí… ¿Sí?

—Bueno, pues estoy en la cárcel. ¡Jajaja! —Rompe en carcajadas.

—¿Pero cómo que en la cárcel? ¿Pero qué has hecho?

—Nada, nada. Relax. Me refería a la comisaría. Nos hemos ido mi amiga y yo de tranquis al sitio que te he dicho antes y me he encontrado a medio hospital. Total, que al final me he encontrado con la Doctora Jones y nada, jijijí, jajajá, bailando, bailando, al final me he liado con ella. ¿A que no te lo esperabas? En fin, que estábamos de fiesta y un tío le ha robado el móvil. Yo ya sabía quién era porque tenía muy malas pintas y la llevaba rondando toda la noche, así que me he quitado los tacones y me he ido tras él a darle de hostias hasta que me ha devuelto el teléfono. El segurata ha llamado a la policía, me he peleado con la policía también, una cosa ha llevado a la otra, y nada. Que estoy en la cárcel. Bueno, en el cuartelillo este. Como se llame. Pero solo haciendo el papel de las cosas que le han robado a la médico, se llama Julia por cierto, supermona. ¿Tú no podrías pasarte a recogernos por casualidad, no? No tengo muy claro en cuál estamos, pero no creo que muy lejos.

—Pues me pillas un poco ocupado. Ahora mismo estamos en Urgencias pendientes del resultado de un TAC.

—Mierda, ¿pero qué hora es? ¿Un TAC? ¡¡¡Que yo trabajo mañana!!! Si no hemos entrado tan tarde a la discoteca... joder.

—Chsss, tranqui. Sigue siendo ayer, para que me entiendas. Nos hemos encontrado un accidente de camino a la discoteca y ya nos hemos quedado a ver qué tal sale la chica. Total, si nos la ingresan en la UCI, la vamos a llevar nosotros mañana, eso que me ahorro del parte.

—Vaya tela. Espero que te sirviera el posgrado que hicimos juntos de politrauma.

—Pues ya te digo, amiga. Del nombre de las maniobras no me acuerdo, pero de cómo hacerlas sí, menos mal.

—Bueno, nos vemos mañana en cualquier caso. Cuídate, amoreee. Chao.

Meri cuelga el teléfono. Sara, Belén y yo vamos a la UCI. No sé cómo ha salido el TAC de la chica, pero ya nos han dicho que seguramente la ingresan. Nos ponemos a hablar con los compañeros, y cuando ya vamos a irnos oigo que alguien de un box cercano llama a la puerta desde dentro. Nos giramos y vemos una figura de pie con batín de paciente en medio del pasillo y sujetando un cuchillo. Aparece Meri al fondo acompañada de Julia, la Doctora Jones, y la señala con el dedo.

—¡LO SABÍA! Sabía que tenías tú el cuchillo —dice Meri señalando a la figura del pasillo que ahora he podido discernir que es Patricia.

—Os lo dejasteis encima de la mesita de al lado —dice inocentemente.

—Me vais a matar de un infarto las dos. Patri, a dormir. Meri, vámonos a casa.

Capítulo 6

El Apocalipsis del papel de váter: preludio

Habíamos dejado atrás la Navidad, y las guirnaldas ya quedaban raras decorando los boxes por lo que decidimos quitarlas, prácticamente era marzo. En el mundo sanitario, cuando se acercan estas fechas, solemos tener bastante faena. Aumentan los casos de gripe, el personal sanitario está de baja, también enfermo, la UCI se llena de pacientes y el trabajo se hace algo más farragoso. Muchos de los pacientes con los que trabajamos están en aislamiento por alguna enfermedad infecciosa, normalmente con afectación respiratoria, y para entrar a los boxes donde están nos tenemos que poner una bata diferente.

De momento, la temporada se estaba comportando bien. O eso parecía. Esto os sonará a todos: en la tele empezaron a mencionar un nuevo coronavirus que había provocado un brote en China, al cual le dio por viajar hasta Italia y, muy turista él, había decidido aprovechar el bono del Interraíl para esparcirse por Europa llegando también aquí, a España. Las noticias volaban y la alarma social iba creciendo de forma exponencial a medida que aumentaban los casos leves entre la población. Y llegó el día en el que nos ingresaron al primer paciente en nuestra UCI. Aparentemente, la covid-19 había dejado de ser una especie de resfriado para tener consecuencias severas en la salud de un sector de la población. Esto cambiaba las normas del juego radicalmente.

El día que nos ingresaron a la primera paciente covid en la UCI me acordé de las palabras de aquel desorientado y religioso paciente cuando, al inicio de esta historia, nos amenazaba con la noticia de que llegaría una pandemia mundial. Le tendría que haber pedido que me leyera la mano, en el amor, por lo menos; fui tonto. En la televisión se veían todo tipo de situaciones de película mala americana sobre el fin del mundo. En los supermercados no quedaba un mísero rollo de papel de váter, la gente compraba comida en proporción al miedo que cada uno de ellos traía en la mochila consigo antes de entrar en el súper. Incluso se veía a la gente meter la fruta en lejía antes de comérsela. ¡Pero vamos a ver! ¡Lejía! Como quien se toma un carajillo de Baileys después de comer. Se fumigaban las calles y todos los establecimientos estaban cerrados a cal y canto.

Todos esperábamos nerviosos a que el servicio de emergencias médicas lo trajera en la ambulancia. Lo metimos en el box más alejado del control que teníamos. Prácticamente abandonado al final de la UCI, como si alejarlo del resto de pacientes fuera a evitar que la pandemia progresara. Nos reunimos en círculo todas y cada una de las enfermeras y auxiliares que estábamos aquel día trabajando para debatir sobre quién iba a ser la valiente que iba a atender a esa paciente. La gente se presentaba voluntaria cabizbaja, como si fuera directa a morir en los Juegos del Hambre. «Ya me entro yo... que soy mayor. Vosotras todavía sois muy jóvenes». «¡Pero cómo va a entrar ella! Yo me ofrezco, soy joven, tengo energía». «Piensa en tus hijos, por favor». «Tu marido es una persona de riesgo». Ahora me resulta gracioso pensar lo inocentes que éramos entonces pensando que no íbamos a pringar todos y cada uno de los que estábamos ahí juntos debatiendo, como si ese caso fuera a ser excepcional.

—¡Que esto no es el ébola! Que no cunda el pánico —afirmaba seriamente Carmen—. Aquí se va a entrar como a un aislamiento de un tipo similar, normal y corriente. Poneos bien el EPI, actuad con consciencia y sanseacabó. Arreando todo el mundo. Tonterías aquí, no. ¿Eh? Tonterías aquí, no.

Con EPI no se refieren al de *Barrio Sésamo*. Ojalá, el renacuajo ese naranja me cae bien. El EPI al que se refiere Carmen es nuestro santísimo «Equipo de Protección Individual», o traducido al castellano: «todo aquello que te separa de contagiarte de lo que sea que tenga el paciente al que estás atendiendo». Nuestro EPI del momento para la mayoría de aislamientos antes de la covid-19, para que os lo imaginéis, era una batita verde de esas translúcidas que se podrían utilizar como lencería juguetona si uno se lo propone y le echa imaginación. A veces, en función del aislamiento, utilizábamos también unas gafas de plástico que a duras penas te protegían los ojos, ya que, por los laterales, eran como unas gafas de bicicleta cualquiera. Y una mascarilla. Cuando empezó la covid, el tipo de mascarilla necesaria era... digamos, bastante flexible en función de los protocolos que estuvieran vigentes ese día en concreto. FFP2, FFP3… Según les interesara a los del hospital, un día era necesaria una y otro día con la otra, de peores características, ibas tirando porque tampoco te iba a pasar nada si no tenías la mejor de las mascarillas. Doble guante, esparadrapo uniendo el final del guante con la manga de la bata y un delantal de plástico.

Bien armados, y preparados como buenamente pudimos, esperamos en el control estoicamente a la ambulancia que nos traería, aunque no fuéramos aún conscientes, el primero de muchisisísimos casos de la famosa covid-19. Se abre la puerta, y ante nuestra mirada atónita avanzan dos «seres», por llamarlos de alguna manera, vestidos de amarillo prácticamente de la cabeza a los pies, custodiando a un tercero que va detrás de ellos empujando una camilla con el mismo traje. Similares a astronautas amarillos, llevaban una mascarilla parecida a las antigás de la Segunda Guerra Mundial utilizadas por los nazis, y unas gafas que yo creo que debían de estar hasta graduadas y polarizadas. Unos minions del siglo XXI, vamos, blindados de arriba abajo a prueba de balas, coronavirus y cualquier patógeno que no fuera armado con metralletas, granadas o una lanza térmica como la que usan en *La casa de papel* para abrir las cajas fuertes del Banco de España.

—¿Así vas a entrar? —me dice el minion del servicio de ambulancias—. Es covid positivo, ¿eh? —insiste mientras me señala de arriba abajo como poniendo en duda la eficacia de mi EPI. No es que yo no dude también de él, pero es lo que tengo. Comparado con el astronauta minion, yo llevo una mascarilla de pintor, unas gafas que parecen de bucear y una bata de tela reutilizable que podría usar perfectamente para cantar góspel en una iglesia de Nueva York.

Lo miro con mi cara de «te crees que llevo esta bata verde porque me gusta el color o me estás vacilando» y le digo:

—A no ser que quieras quedarte tú a atender al paciente hasta las diez de la noche… sí. Si os sobra un traje de los Simpson de esos que lleváis, os lo acepto sin media queja.

—No, no… si a mí, ya ves. Bueno: mujer de cuarenta años. Neumonía bilateral (inflamación de los pulmones; voy traduciendo para los profanos) por covid-19. Estaba con alto flujo (con oxígeno por vía nasal) alternando con no invasiva (ventilación no invasiva, es decir, oxígeno por máscara) hasta hace poco, pero aun así tiene una pO_2 (presión parcial de oxígeno) muy baja y está bastante taquipnéica (con la respiración acelerada). Ella misma refiere que está agotada ya y que no puede más. Aquí os dejo sus cosas. Están en una bolsa en aislamiento por seguridad. Este es el historial y aquí está apuntado el teléfono de la familia, ya les hemos dicho que hacíamos el traslado a vuestro hospital. Nosotros nos vamos.

Digamos que, a nivel respiratorio, hay una secuencia de cosas que puedes usar para intentar mejorar la oxigenación y ventilación de un paciente. Cuanto más grave o menos éxito tiene cada terapia, subes un escalón en el algoritmo. Un poquito de oxígeno por la nariz, una mascarilla tipo Ventimask, de alta concentración o alto flujo en función de lo que necesite el paciente, no invasiva, y, por último, intubar. Un montón de terapias, vamos, pero ese día aprendimos la que iba a ser a partir de marzo nuestra rutina ola, tras ola, tras ola. Ingresar, intubar, pronar. Ingresar, intubar, pronar. Ingresar, intubar, pronar. Alguno que otro acababa en ECMO, pero eso es una larga historia que quizá os contaré más adelante.

Y así, uno tras otro, empezamos a llenar la UCI de neumonías bilaterales por covid-19. Todos y cada uno de los huecos que teníamos se llenó de pacientes covid. Y las camas de los servicios que no eran UCI también. Hasta que ya nos quedamos sin hueco y empezó el mambo. Ahí fue cuando crecimos de verdad como enfermeros todos los novatos que habíamos empezado apenas hacía un año y medio. A hostias, hablando claro. El material desaparecía de los almacenes como si se tratara del papel de váter en los supermercados. Litros y litros de gel hidroalcohólico desaparecidos por todo el hospital. Cajas enteras de mascarillas quirúrgicas en paradero desconocido. Incluso desaparecían los apósitos de vía. No sé muy bien para qué los quería la gente. Carmen se acabó dando cuenta y tomó cartas en el asunto.

—A partir de ahora ya no habrá cajas de mascarillas en los boxes porque las robáis. Tampoco habrá botes de gel hidroalcohólico en el almacén porque también los robáis. Lo robáis todo.

—¿Y cómo vamos a entrar a los boxes si no tenemos ni gel ni mascarilla? —preguntó inocente una de mis compañeras.

—Sí que vais a tener, pero os los voy a dar en mano yo una a una. Se acabó esto de tener barra libre de todo el material que se os antoje. ¡Deberíais ir a África y daros cuenta de lo que vale realmente el material que gastáis! No apreciáis nada.

Un buen día decidieron vaciar la biblioteca del hospital para convertirla en una UCI. Fuera estanterías, fuera sección novela negra; todo eran camas, y donde antes había mesas, ahora había un almacén. El problema de usar como UCI cualquier espacio es, como os podréis imaginar, que no está adaptado. Y eso implica falta de material, falta de protocolos y también falta de personal para llevar a los pacientes allí instalados. Parece que, tras un par de años después de la primera ola, todavía no se han dado cuenta de que para poder manejar un paciente crítico debemos estar formados en patología crítica. Pero bueno, cada uno se apañó con lo que pudo y tuvo, y salió con mayor o menor éxito de la situación. Literalmente «vivíamos al día».

Muy a mi pesar, pero con muy buen criterio, dirección de Enfermería decidió distribuir a la gente más experta en UCI en las diferentes unidades de campaña nuevas donde el personal no tenía tanta experiencia para intentar ordenar un poco el cotarro. Para mi desgracia, a Meri y a mí nos separaron al principio, lo cual hizo más traumática la experiencia, pero me dio la sensación de que, después de estar tantos meses con ella, el Charlie inocente, pudoroso, más cauto, para que me entendáis, ya había muerto y había nacido un nuevo Charlie bastante más práctico y resolutivo, y también, como decía Meri que iba a acabar pasando, un poco más hasta el coño de tener que gestionar según qué cosas en el hospital. Me dio la sensación de que cuando volviera a ver a Meri todo sería diferente.

Un día cualquiera, llego a mi UCI y me dicen que tengo que ir a la biblioteca para equilibrar un poco el peso de los servicios. Pues nada, otro día más en una UCI desconocida. Me pasan mis pacientes y me hago cargo de uno que está especialmente mal. Por tema de pura empatía hacia los compañeros, los pacientes que estaban algo mejor se los dejábamos a quienes no habían tocado paciente crítico y podían solventarlos de una manera más óptima sin morir de estrés, y los que estaban más jodidos nos los quedábamos nosotras, ya que no nos suponía tanta carga. Un día más, os paso el parte, aunque algo diferente a lo habitual. Aquí los boxes no tienen número.

«Literatura extranjera». Cuarenta años. Paciente varón que ingresa por neumonía bilateral por covid-19». Vaya sorpresa, ¿no? Como todos los que llevamos atendiendo desde marzo. Lo raro era cuando el parte no empezaba mencionando la covid. Mi paciente había estado en prono un par de veces y parece ser que le había ido bien. ¿Sabéis lo de vuelta y vuelta de Campofrío? Pues la terapia del prono es un poco similar. Literalmente coges a alguien y le das la vuelta. Bocabajo. A babear almohadas. Por temas de fisiología y anatomía, es beneficioso para el pulmón y para la gente que ha sufrido la covid ha sido una de las terapias que más hemos aprendido a mejorar a raíz de practicarlas cientos y cientos de veces. Este hombre ya estaba bocarriba, pero su oxigenación en sangre era bastante limitada. A lo largo del turno y sin saber todavía bien por qué, dio un bajón de treinta por ciento de saturación, por lo que me puse corriendo el EPI para darle lo que llamamos «un bolus de FiO_2», que al lenguaje humano se traduciría como «un chute de oxígeno al máximo durante un minuto», para intentar que su situación mejorara.

Al entrar al box me encuentro que el paciente está conectado a una especie de mesa escritorio gigante llena de pantallas y acordeones que se abren y se cierran y una especie de cubo de arena violeta abajo. Creo que es un respirador de quirófano pero no estoy del todo seguro, y mi paciente sigue fatal, por lo que grito a alguna compañera de las que están fuera que avisen a quien esté de guardia porque necesito ayuda pero ya.

—Hola, soy la que está de guardia. Soy anestesista. ¿Qué pasa?

—¿Anestesista? Me vienes fantástico. Creo que estos respiradores son de quirófano. ¿Cómo le doy un bolus de FiO_2? Aquí Literatura extranjera ha pegado una desaturación que se ha quedado al sesenta por ciento. No entiendo cómo van. Los de la UCI tienen menos botones.

—Hum… Ah, no. Este no es de quirófano. Este nos lo ha dejado una granja veterinaria, se utilizaba como respirador para los cerdos, no teníamos más de los normales. ¿Ves esas manchas de sangre de abajo? Cerdos.

—Ah, estupendo. ¿Y a quién tengo que llamar? ¿Al veterinario de guardia?

—Tú llama a quién tú veas, pero yo esto tampoco sé cómo va. Lo siento.

—¡Qué alguien llame a un veterinario de granja, por favoooooor!

Y así hicimos, pero sin respuesta alguna. Tocando botones como si fuera piloto y supiera lo que estaba haciendo, al final di con lo que fuera que tenía que pulsar para conseguir el bolus de FiO_2 y tuvimos algo más de tregua.

En el otro lado del box de la biblioteca teníamos al paciente «Autoayuda y crecimiento personal». Ingresó por neumonía bilateral por covid, también había hecho varias sesiones de prono y actualmente seguía en esa posición. Es un poco raro al principio, cuando estás aprendiendo y te explican lo mal que está un paciente, al borde de la muerte, y te lo encuentras bocabajo como si estuviera tomando el sol, aunque intubado. Pero por raro que parezca, funciona.

Los boxes que habíamos improvisado en la biblioteca no eran muy grandes, pero cabían un par de camas con sus respectivos respiradores, sus bombas, y te permitía pasar entre medias para trabajar, aunque un poco justo. Descubrimos que, pese al estrés del poco espacio, tener a los dos pacientes juntos en el mismo box daba cierta tranquilidad a las compañeras menos expertas, porque permitía seguir vigilando a tu otro paciente cuando no estabas con él.

Había pasado el momento dramático de Literatura extranjera y ya había acabado mi faena, por lo que decidí salir a respirar un poco y quitarme el EPI. En esos días ya no llevábamos las batas de tela reutilizables. Habíamos subido de categoría y disfrutábamos de unos monos integrales de plástico, blancos con rallitas azules o rojas en función de la talla que escogieras. Imagina que un buen día, después de vestirte, decides meterte en una bolsa de basura XXL. La cierras y no solo te pasas con ella puesta cinco horas seguidas, sino que encima te mueves para generar más calor dentro. Eso éramos nosotros. Para aquel entonces nos apretábamos las gafas del EPI como si la covid fuera un ente inteligente y supiera cómo colarse por los más recónditos rincones, y salíamos de los aislamientos con unas marcas en la cara que poco distaban de la úlcera por presión. Algunas compañeras parecía que competían entre ellas: la que más horas estaba metida dentro y más ulcera se hiciera en la nariz con las gafas ganaba el título de Mejor Enfermera Covid. Era absurdo.

Con mi bien merecido zumo de melocotón frío en la mano, me acerqué a ver desde fuera cómo estaban mis pacientes, y me encontré a una compañera mirando desde la puerta a uno de ellos.

—¿Qué pasa? —la interpelé.

—Te está desaturando mucho Antonio.

—¿Quien? Ah, Autoayuda. Qué raro, si era el que estaba mejor... No lo entiendo.

—Y te pita esa bomba. Y esa otra. Y la del otro paciente también.

—Pero si no me tenía que pitar nada, las he revisado todas antes de salir. No entiendo nada —repetía confundido.

Entorno los ojos para intentar aguzar la vista y me doy cuenta de que todas y cada una de las bombas están pitando por fallo de corriente, y de que ambos respiradores, tanto el de Literatura extranjera como el de Autoayuda y crecimiento personal, se han apagado. Normalmente, tanto bombas y respiradores como el resto del material de electromedicina tienen una batería interna por lo que, si falla la toma de corriente, salta la batería y tienes cierto margen de maniobra para intentar encontrar una alternativa. Aparentemente las bombas sí tenían batería interna, eso era lo que decía la alarma. Sin embargo y para mi desgracia, ninguno de los dos rudimentarios respiradores de mis pacientes tenía, por lo que me vestí como un rayo. Me puse el EPI entre prisas, mal, evidentemente, y entré al box con las gafas en diagonal y la mascarilla a medio apretar. Quité el freno a las dos camas y de una patada puse una al lado de la otra, prácticamente tocándose, pero dejando un hueco para poder pasar entre medias. Conecté un balón resucitador a cada uno de los pacientes, y con los brazos abiertos, como si fuera Jesús en la cruz, me puse a ventilar a los dos de forma manual.

—¡AYUDAAAAAA! —grité a pleno pulmón.

Varias compañeras más se acercaron curiosas a la puerta del box y se quedaron alucinando ante la situación que veían. Un par de ellas salieron corriendo hacia el despacho de los médicos para que viniera alguien a socorrerme. Empezaron a desfilar médicos y más médicos, todos ellos, aunque seguramente muy válidos en sus ámbitos, desconocidos para mí, por lo que seguí ventilando a mis pacientes en espera de ver donde fuera una cara conocida. Entre la multitud de médicos apareció una chica joven con el pelo recogido. En mi mente de repente se iluminó la sala como si tuviera una última esperanza con la que no contaba. La Doctora Jones.

—¡Doctora Jo… JULIA! ¡JULIA! ¡Ven, ayúdame, por favor!

—¿Qué ha pasado? —me preguntó extrañada mientras se ponía el EPI.

—Ha fallado la corriente. A las bombas les quedan cinco minutos de autonomía. Ninguno de los respiradores tiene batería interna. Estoy ventilando a los dos con balones resucitadores. Necesito que me eches un cable urgente.

—Voy, voy. —Se apresuró a vestirse—. ¡Chicos! Avisad a los de la UCI. Que traigan bombas y dos respiradores. Charlie, ocúpate tú de este paciente. Yo me quedo al otro.

Y así hicimos hasta que de repente volvió la corriente y todo volvió a funcionar. Al cabo de un minuto apareció una marabunta de gente corriendo hacia nosotros con bombas al hombro, balas de oxígeno en los brazos, respiradores arrastrados por el pasillo a toda velocidad, y todo lo que os podáis imaginar. A la cabeza del ejército, Sara y Belén. Como guiando una patrulla por Afganistán. Les faltaba la pintura de guerra en la cara para estar ideales.

—¿Qué te falta, Charlie? Hemos venido a ayudarte —me dice Sara.

—Nada. Gracias por venir tan rápido. La electricidad ya ha vuelto, y si esto no vuelve a fallar, no tiene por qué pasar nada. Dejadme los respiradores nuevos cerca que esos sí que los cambiaré para que, si vuelve a pasar, al menos tengamos algunos minutos de margen. Tías, no puedo más. Me han mandado aquí para que ponga orden pero esto está desgobernado. No funciona nada, no hay material, nada tiene sentido. Es un caos. Sueño cada noche que estoy en un hospital de guerra y que se me mueren los pacientes a pares. Yo no sé qué más hacer, quiero volver con vosotras.

—De nada, corazón. Para eso estamos —dice Sara—. Te echamos de menos por la UCI. A Meri también se la llevaron a la UCI de los módulos. Cada vez quedamos menos. Somos la resistencia. No podemos ni imaginarnos el estrés que tiene que ser para vosotros. Al menos nosotras estamos en nuestra unidad, que es nuestra zona de confort, donde dominamos todo.

—Espero que nos vuelvan a juntar pronto. Cada día me mandan a un sitio diferente y ya no sé ni dónde están las cosas. Estoy superquemado —le confieso aprovechando que ha sido mi única confidente en muchas semanas.

—Yo también. Belén ayer me decía que cuando todo esto se acabe, se coge el traslado a un centro de salud. Que no puede más y que esto le ha hecho darse cuenta de que no quiere pasarse la vida así. Este estrés nos va a chupar la vida. Carmen está superestresada también. Se pelea cada día con mil personas para conseguirnos todo el material que necesitamos y, aun así, a veces nos quedamos sin cosas… Es una locura, pero la verdad es que no podemos quejarnos, se está dejando la piel por nosotras. Deberíamos ponerle un monumento a la entrada del hospital.

—Como os vayáis todas justo cuando yo vuelva a la UCI, os mato, ¿eh? Ni se os ocurra —la amenazo entre bromas.

—Yo no creo que me vaya, pero ojo, que hay muchas veteranas de la mañana que en cuanto puedan se largan.

—Ya imagino… Yo si fuera ellas y pudiera, también me iría. El desgaste que debe llevar encima esta gente no tiene nombre.

—Lo sé… Bueno, Charlie, nos vemos en las trincheras, ¿vale?

—Nos vemos en las trincheras.

Y así pasó un día tras otro y al final me dejaron fijo en un servicio. No era mi UCI de siempre pero era mejor que nada y ya empezaba a acostumbrarme a la gente de allí y a sus maneras de hacer. Acostumbrado al orden y la pulcritud de mi UCI habitual, ver según qué prácticas, al principio me hacía querer arrancarme los ojos, pero tuve que aprender a trabajar mi paz interior y a adoptar «estoy zen» como mantra, para centrar mi atención en la faena que tenía que hacer y no en la de los demás.

Un buen día llegó la supervisora que rondaba por aquel servicio en cuestión. No sé ni cómo se llamaba porque nunca se llegó a presentar formalmente, pero las dos veces que pude coincidir con ella fueron suficientes como para saber que no la quiero de supervisora. Yo estaba dentro de la zona covid, para variar, por lo que todo aquello que pasaba de las puertas de la «zona sucia» me era completamente ajeno.

—Charlie, que dice la súper que asomes la cabeza un momento a la puerta, que te quiere decir una cosa.

—¿A mí? Pero si no sé ni quién es.

—Venía con tres chicas detrás, no sé.

Extrañado, me acerco a la puerta para averiguar de qué se trata. Más responsabilidades, pensé. Seguro que me quiere encalomar algún trabajo que no quiere hacer nadie pero que «como tú sabes de críticos» me voy a comer con patatas.

—¿Chicos, quién puede doblar este fin de semana? —nos pregunta la súper.

—¡Yo!

—¡Yo!

—¡Yo!

Todas mis compañeras y yo accedimos a doblar como llevábamos haciendo casi cada fin de semana durante la primera ola de la pandemia. No les faltó personal ni un solo día, por lo que siempre esperábamos que eso fuera recompensado en un futuro con algún que otro favor. La súper apuntó en su libreta los nombres de quienes habíamos accedido a hipotecarnos una vez más el fin de semana entero, cerró su libreta y me miró a los ojos.

—Mira, ellas son Sandra, Nuria y Gloria. Han empezado hace poco. De hecho, no han podido ni acabar la carrera porque empezó la pandemia. Se tienen que reciclar en UCI porque aquí faltan manos, así que van a ir contigo. Han estado un par de semanas en otra de las UCIs de campaña y ahora otro par en esta antes de ir sueltas.

—¿C...conmigo las tres? Vale. Hola, me llamo Charlie. Chicas, ¿habéis tocado algo de hospital que no sea de UCI? —les pregunto.

—Estuvimos juntas en un hotel que se abrió para pacientes covid por aquí cerca. No eran pacientes críticos, pero nos ha tocado buscarnos mucho la vida, no había medicación ni nada. Todo se tenía que pedir. Yo soy Sandra, por cierto.

—Perfecto, la actitud la tenéis, por lo que veo. Es lo más importante. No creo que os pueda enseñar mucho, apenas llevo un año y pico trabajando aquí, pero vosotras preguntadme todo lo que queráis saber. Si no os sé responder, me lo apunto, investigo y mañana os doy la respuesta, ¿vale? La UCI es un mundo muy específico, todo aquí va diferente. No tiene nada que ver con planta.

—Hola, yo soy Gloria. ¿Esta UCI no es un poco rara? La otra en la que hemos estado parecía más... no sé cómo decirlo, un servicio de hospital un poco más normal.

—Ya... es que esto era la biblioteca. Es una larga historia. Cuando ya no sabían qué más convertir en UCI, empezaron a quitar los libros y a meter camas y tomas de oxígeno para que este espacio se pudiera aprovechar. Un cuadro, la verdad, pero ya no tenían nada más que poder usar, así que hicieron lo que pudieron. Está todo el hospital patas arriba. Ojalá lo hubierais conocido en un momento algo más normal. No debe ser fácil empezar así.

—Bueno, como tampoco sabemos cómo es lo normal, no nos choca tanto el contraste —dice Nuria.

—Bien visto —le reconozco—. Por cierto, chicas, me venís fantástico porque hoy tenemos un montón de faena especialmente, así que os voy a poner el listón alto y os voy a exigir que le pongáis muchas ganas. Como ya lleváis dos semanas en la otra UCI, hoy quiero ver qué nivel tenéis, y en función de desde dónde partáis, os voy a meter mucha caña. En dos semanas tenéis que ser completamente autónomas.

—Hemos escuchado que otra compañera de aquí le pedía un refuerzo a la súper —dice Sandra—. Y ella ha dicho que ahora llamaba y vendría alguien. No sé muy bien cómo va ese tema, pero bueno, ¡a nosotras danos faena que tenemos ganas de aprender!

Y así fue como una por una las fui poniendo a prueba. Para mi sorpresa, las tres chicas estaban muy espabiladas y, si bien no tenían mucha base práctica (como es normal por su situación), suplían esa carencia con mucho interés por aprender y ganas de trabajar. Poco a poco, durante ese día, les fui dando competencias para que fueran siendo un poquito más autónomas, mientras yo supervisaba a las tres para que no metieran demasiado la pata. La verdad es que se las apañaron muy bien.

A media tarde volvió la supervisora para ver cómo íbamos y nuestra compañera le volvió a reclamar el refuerzo que le había prometido, ya que no había venido nadie todavía. La súper, con cara de pocos amigos, volvió a coger el teléfono y a reclamar a la persona que nos faltaba. Al cabo de unos diez minutos apareció por la puerta.

—¡¡AMOREEEEEE!!

—¡¡NO ME LO CREOOO, MERIIIIII!! —grito yo mientras me abalanzo a sus brazos abiertos para darle el abrazo más fuerte que le hayan dado en su vida.

—¡Ah! ¡Mis costillas! Qué bestia eres. No me creo que nos hayan juntado otra vez. Te he echado muchísimo de menos —me dice con los ojos llorosos.

—Yo también, Meri. Pensaba que no nos íbamos a volver a ver nunca por aquí. Estaba muy triste, te lo juro…

—Hum… —dice Sandra señalándonos con el dedo—. ¿Vosotros sois novios o algo?

—No, no. Es mi mejor amiga. Ella fue mi mentora cuando empecé.

—Vaya rollito más raro lleváis —dice Gloria riéndose.

—¡¡Pero bueno!! Si son mis pollitos. Cuánto tiempo, guapetonas —les dice Meri a las chicas.

—¿Vosotras os conocéis? —le pregunto señalando a ellas.

—¡Claro! Las estuve reciclando yo en la otra UCI durante dos semanas. Mira qué bien entrenadas las tengo. —Se aclara la garganta—. Cadetes, ¡formación! —dice Meri.

Las chicas se ponen una al lado de la otra, sacan pecho y se llevan la mano a la cabeza en forma de saludo militar.

—Ves qué bien. Qué orgullosa estoy de ellas. Al principio, nunca me acordaba de cómo se llamaban y después les cambiaba el nombre entre ellas, así que al final las acabé llamando soldado uno, soldado dos y soldado tres.

—Eso me parece un poco mal, la verdad. Pero al final ya nos hacía risa —dijo Nuria.

—Bien dicho, soldado tres. Esa es la actitud. Es bromi. Nuria, que ya me lo he aprendido. Me ha llamado la súper porque decía que ibais de culo, ¿no? ¿Qué os queda de faena?

—Sí, Meri, te pongo al día —le digo cogiendo mis notas—. Hay que pronar al del cuatro, al del siete, al del nueve y al del quince. El dieciséis y el tres están pronados ya y hay que supinarlos, y al diez y el dos hay que sacarles una gasometría y, en función de lo que salga, o los supinamos también o los dejamos en prono hasta la noche.

—Madre mía. ¿Y la súper pretendía que hicierais todo esto sin refuerzo? Está *flipá* —me dice Meri—. Vamos a hacer una cosa. Yo ahora me voy a tomar mi cafelito, que eso es sagrado, nos vestimos todos a la vez y hacemos pim pam. Dentro hay dos celadores, que los he visto antes. Nos podemos dividir en dos equipos y así vamos más rápidos. En un equipo me quedo yo de líder, con un celador, una compi y con Nuria y Gloria. En el otro te quedas tú, con el otro celador, Sandra, Irati, que es la técnica auxiliar de enfermería con la que estás hoy, y alguna otra compi que esté por ahí libre. Si nos organizamos bien, esto antes de las ocho está finiquitado. Estoy optimista. ¡Claro que sí!

—Tu estás *flipá*, es lo que estás. Anda, pídeme un cortado para mí también.

—Pero si tú no tomabas café, ¿qué te ha *pasao*?

Tampoco mandaba a la mierda a los médicos que me hablaban mal y mírame ahora. Me noto cambiado, Meri. Me has pegado algo que yo no sé qué es, que desde que nos separaron, en las UCIs de campaña cada vez soy más echado para adelante y cada vez permito menos que me tomen el pelo.

—¡Ese es mi amigo! Qué orgullosa estoy de ti también. Vente conmigo a la café, anda, que tenemos que ponernos al día de muchas cosas. ¡CADETES! —les grita de repente a las pobres chicas que estaban hablando entre ellas, relajadas. Se ponen firmes otra vez—. Descansen. Perdón, jejeje. Es que me encanta hacerlo. Vamos a la cafe, nos vemos luego.

Meri y yo nos dirigimos a la cafetería para conseguir nuestros preciados chutes de cafeína en vena y elegimos la ruta más larga para tener más tiempo para conversar. Mucho ha pasado desde la última vez que nos vimos, y no mentía cuando decía que la había echado mucho de menos. Me pongo a contarle las mil y una peripecias que hemos vivido en esas UCIs de campaña y me escucha atónita.

—¿Que se fue la luz y se apagaron los DOS RESPIRADORES? ¿Pero cómo eres tan gafe, tío? Es que vamos, me lo cuenta cualquier otro y no me creo lo que me está diciendo. Flipo máximo. FLI-PO.

—Que sí, que sí, tía. Que lo que hemos visto aquí es para jubilarte con veinticinco años. Yo esto no lo he visto en ningún sitio. Tía, el otro día vi que alguien había desenchufado un monitor para poner a cargar el móvil. O sea ¿hola?

—¡Anda ya!, pero ¿qué me estás contando? ¿Qué cojones hace la gente, tío? Estoy alucinando, te lo digo en serio Charlie, que no doy crédito.

—Sí, sí. Y el día de los respiradores, ¿sabes quién me salvó el culo, no? Tu novia, la Doctora Jones. Si no llega a estar ella, todavía estoy ahí, entre las dos camillas, dándoles con el balón resucitador a los pacientes.

—Nah. No es mi novia. Cuando pasó todo aquello en la cena de Navidad empecé a hablar más con ella y la tía no hacía más que negar lo que había pasado. Me hartó, y ya le dije que hasta que no reconociera que había pasado de verdad, no se volviera a dirigir a mí. Y desde entonces solo hemos hablado cuando estaba de guardia en alguna UCI y llevaba mis pacientes.

—Qué pena… La gente tiene una sexualidad muy frágil. De verdad.

—Totalmente. Pero bueno. Volvamos ya, que llevamos un rato de paseíto. Nos vestimos todos ahora y empezamos a saco con la faena. Esto lo sacamos como sea.

Entramos codo con codo con las tres cadetes recién recludadas, y como Meri había propuesto, nos separamos en dos equipos para poder avanzar mejor, y uno a uno fuimos apañando a todos los pacientes que nos quedaban.

—Meri, echaba de menos trabajar contigo. No es por nada, pero funcionamos muy bien juntos.

—Ay, *amore*. Yo también lo pienso. Ojalá nos pusieran siempre juntos a partir de ahora.

—Me sabe mal decirlo pero… ¿eres consciente de que seguramente sea la última vez que nos pongan juntos en mucho tiempo, no?

—Sí, me temo que sí…

—Ahí está tu parte. Vete pronto, tú que puedes, anda. Nos vemos en las trincheras.

—Te quiero, Charlie. Nos vemos en las trincheras.

Capítulo 7

Apocalipsis parte 2: el desenlace

Pasaron los días y ya había rotado por todas las UCIs de campaña que os podáis imaginar. La biblioteca, neonatal, maternal, semicríticos... Me faltaba por llevar intubados en la cafetería y poco más, realmente. La mierda de estar cada día en un sitio diferente, no en mi UCI de siempre, era que nadie te tomaba en serio, y teniendo en cuenta que nos mandaban a esos servicios para poner un poco de orden, eso suponía un hándicap bastante grande. Cada turno acababa siendo una mezcla improvisada de enfermeras, donde la mayoría no eran de críticos, con un equipo de guardia, donde la mayoría tampoco eran médicos de críticos, que daba pie a situaciones que, si bien ahora recuerdo como cómicas, me supusieron un nivel de estrés bastante alto en su momento.

Otro día en la UCI de campaña. Cojo mi parte: dos pacientes intubados en prono con la FiO_2 al cien por cien y cada uno bastante jodido respecto al panorama general que había en esa unidad, que tampoco estaba como para dar palmas. Igual que faltaba personal enfermero y médico, faltaban supervisoras aptas para poder asumir la carga que suponía tener que manejar una UCI, y acabaron poniendo al mando a gente que no estaba preparada. A los que teníamos algo más de experiencia nos cargaron con la responsabilidad de, además de sacar adelante a los dos pacientes probablemente más jodidos del panorama de la UCI en la que estuviéramos, tener que gestionar el material y la organización de dichas UCIs.

—Oye, ¿tú estás haciendo algo? —apelé a la primera que pillé por el pasillo—. Si no estás haciendo nada, prepara el carro de traqueos y el de vías. He puesto en un papel todo lo que necesitamos dentro. Todo el material que veas que falta se lo dices a la supervisora y que se encargue de encontrarlo.

—Vale, vale. Pero yo tengo mucha faena ahora… —dijo la compañera—. Cuando acabe de hacer lo mío, me pongo a hacer eso.

—Perfecto, pero hoy no se va nadie sin que esto quede organizado. No podemos tener una UCI sin un carro de paros, vías y traqueos listo. Aquí puede pasar de todo y tenemos que estar preparados ante cualquier situación.

Iba compaginando mis momentos de supervisor en funciones con los de enfermero para poder atender a mis pacientes y darles el cuidado que se merecían. Uno de mis pacientes, que estaba en prono, empezaba a respirar por sí solo, así lo veíamos en el respirador. Cuando esto pasa, normalmente si los tenemos en prono, queremos que estén completamente sedados y no hagan ningún tipo de esfuerzo o resistencia al respirador para que su cuerpo descanse y la máquina pueda hacer todo el trabajo. A veces, para ayudarles, además de sedación les ponemos una perfusión continua de lo que llamamos relajantes musculares para bloquear la posibilidad de que eso pase, siempre asegurándonos de que estén bien sedados para que no suponga una torturadora y traumática experiencia para el paciente. Pues bien, mi paciente tenía todas esas perfusiones y aun así parecía que respiraba por sí solo, por lo que decidí avisar al equipo de guardia, que en ese momento eran un residente de Nefro y una doctora que creo que era adjunta de Cirugía.

—Hola. Tengo al paciente del catorce haciendo respiraciones espontáneas. ¿Le puedo subir la sedación? Corto —le pregunté vía walkie-talkie a la médico.

—¿Ah, sí? Qué bien. Pues pásalo a presión soporte. Corto —me contestó.

Me ha faltado haceros una introducción. En la UCI en la que estaba ese día había dos sectores. El primer sector, «el sucio», donde teníamos a los pacientes covid, era una caja hermética donde cabían aproximadamente cuarenta personas hacinadas. El otro sector, «el limpio», era donde iban mis compañeras cuando habían salido de cuidar a los pacientes y donde se ponían los médicos para hacer las historias médicas, pautar la medicación, actualizar tratamientos, etcétera. Era una habitación cuadrada bastante amplia llena de sillas de oficina que se separaba de la parte sucia mediante una pared de cristal. Todos podíamos ver lo que pasaba al otro lado pero no podíamos comunicarnos ya que estaba insonorizada. Para suplir esta barrera, el equipo del hospital nos había conseguido unos walkie-talkies con los que hablábamos de un extremo al otro. Era bastante distópico.

—No, no. Creo que te has confundido de paciente. Está en prono. Corto —dije.

—Bueno, da igual. Pásalo a presión soporte. Corto —insistió la médico.

Cuando tienes a alguien en decúbito prono, lo último que quieres es que respire él mismo. Te interesa tenerlo en un *stand by* prácticamente completo para que sus pulmones descansen, por lo que su respuesta me pareció algo incoherente y decidí no hacerle caso. Durante el mismo turno, la paciente que tenía al lado, también en decúbito prono, empezaba a «desadaptarse» del ventilador. Este término lo usamos para aquellos momentos en que la configuración que tú has decidido para el respirador no le viene bien al paciente, ya sea porque está demasiado despierto, porque tiene mocos o por cualquier otra razón. En cualquier caso, son situaciones en las que tienes que tomar cartas en el asunto, ya que permanecer así en un tiempo prolongado puede tener consecuencias negativas para la salud del paciente.

—Oye, la de al lado está mal adaptada al respirador. ¿Le subo la sedación? —pregunté dando por hecho que me iba a decir que sí.

—No, no. La sedación está calculada según su peso. Qué manía con sobresedar a todo el mundo…

—A ver, sobresedar no… Pero es que está desadaptada.

—¿Qué me estás diciendo, que no sé sedar a mis pacientes? —me contestó altiva.

—Mira… —le dije mientras respiraba hondo para no mandarla a la mierda—. O no sabes sedar o no sabes ventilar a tus pacientes, pero este paciente está desadaptado —digo antes de que la residente entre en cólera por el comentario que le he lanzado.

—¡PERO BUENO, A MÍ ME VAS A DECIR QU...

—Vaya, el walkie se está quedando sin pilas. Corto y cambio —la interrumpí y colgué.

Ya estaba harto de tener que lidiar con ese tipo de profesional. El ego, tal y como me contó Meri en su día, era el que regía el tratamiento de los pacientes y eso era algo que ya me hartaba por encima de mis límites. La supervisora se pasó una vez más, como hacía desde la primera ola, a preguntar quién podía doblar el fin de semana, pero con cada ola que pasaba, menos éxito tenía en sus búsquedas.

—¿Quién puede doblar este fin de semana, chicas?

—Uf... a mí no me viene nada bien, eh. Es que tengo que cuidar de mis hijas —decía una compañera.

—A mí tampoco. Estoy muy cansada y la verdad es que ya no rindo igual. Necesito descansar —dijo otra.

—¿Y tú, Charlie?

—Ah, no. Yo no —dije tranquilamente.

—¿Y se puede saber por qué?

—¿Para que me paguéis las horas extras como horas normales? No, gracias. Ya me he cansado de hacer el payaso. Si quiero hacer horas extra las haré en otro hospital donde me las paguen al precio que corresponde —le dije en un tono tranquilo.

—¡Pero bueno! —Ofendida aún.

—No te lo tomes como algo personal, no tengo ganas de discutir... —dije antes de marcharme.

Llevaba con la misma mascarilla tres días, por lo que fui a buscar a una de las supervisoras que andaba por ahí para pedirle, por favor, que me diera una mascarilla nueva, a lo que me contestó.

—No, no. En las instrucciones pone que aguantan setenta y dos horas.

—Pues… ¿eso? Setenta y dos horas son tres días.

—Setenta y dos horas de uso.

—No te estoy entendiendo.

—Que si tu mascarilla dura setenta y dos horas y tú entras tres horas al covid, pues te las apuntas y vas restando: te quedarán sesenta y nueve horas para usar esa mascarilla.

—¿Es coña, no? ¿Me lo estás diciendo en serio?

—Totalmente. Solo cambiaremos mascarillas cuando sea totalmente necesario.

—Mira, yo ya no puedo más con estas cosas —le dije sin dar crédito.

Ya hacía semanas que no veía a Meri, pero aquel día el destino nos volvió a unir. En la UCI donde ella estaba, aparentemente necesitaban tubos del número ocho para intubar y no tenían, por lo que vino a mi unidad a ver si podíamos prestarles un par. Al verla fuera, se me pusieron los ojos llorosos. Acabé mi faena y decidí salir para respirar un poco y darle un abrazo.

—Meri, te echo de menos. No aguanto más esto.

—Te dije que acabarías hasta los huevos, *amore*. No pasa nada. Estamos todas igual —me dijo para tranquilizarme—. He visto cómo le contestabas a esa médico. Estoy orgullosa de ti. Lo estás haciendo bien, que nadie te haga dudar de eso. Actúa con criterio como haces siempre. Tuviste una buena mentora.

—La gente me toma por el pito del sereno. Yo no sé por qué me han mandado aquí a dirigir a nadie. La gente no se deja dirigir.

—Como me dijiste la otra vez… están *desgobernaos*. Me recuerdas a mí hace unos meses, te dije que cambiarías.

—Y yo no te creía, pero así está siendo.

—¿Has coincidido algún día con mis pequeñas cadetes? Hace mucho que no las veo.

—Sí, algún día estuve con ellas, pero creo que ya las han soltado para que trabajen solas.

—Ay, mis pollitos… Que no les pase nada —dijo Meri con sentimiento maternal.

—No veo el final de esto, tía… —le confesé triste.

—Paciencia, *amore*, esto acabará algún día. Me voy a mi UCI. Te quiero mucho, ánimo —me dijo antes de coger los tubos que necesitaba e irse.

Algo frustrado, pero animado tras los comentarios de Meri, me puse a organizar un poco el cotarro desde fuera, apuntando en un papel el material que faltaba en el almacén y repartiendo las tareas que tocaban a cada box de esta UCI recién nacida cuando me encontré a la compañera a la que le pedía al principio del turno que preparara el carro de traqueos.

—¿Cómo va ese carro de traqueos? —le dije optimista. Ella estaba regando las plantas de la entrada del servicio, por lo que di por hecho que iba bien de tiempo.

—Ah, no lo he hecho —me dijo, quedándose tan ancha.

—Tía, estás regando las putas plantas. ¿Tú sabes lo que es priorizar? —le dije bastante harto.

—¡Que esto no es la UCI! ¿Eh? Aquí funcionamos así.

Y un día tras otro, la frase que más escuché fue «que esto no es la UCI» como respuesta a cualquier cosa. Pues debería serlo. Los pacientes no van a poder elegir a dónde van, pero si mi familia estuviera en esa situación, no querría que vinieran aquí. Día tras día, pelea tras pelea, al final las aguas se fueron apaciguando gracias, paradójicamente, a los errores que daba el poco rodaje que tenían tanto esa UCI de campaña como las compañeras que se encargaban de que siguiera en pie.

—Oye, ese monitor no funciona, hay que llevarlo a electromedicina para que lo arreglen —observé.

—Ah, no. Sí que va. Lo he desconectado para cargar el móvil porque me estaba quedando sin batería.

—¿Otra vez? ¿OTRA VEZ? Pensaba que ya os había quedado claro que los monitores NO PUEDEN DESCONECTARSE —dije claramente alterado.

Paro en seco al final de la última frase al reconocer en mí actitudes propias de Carmen. Es curioso como al principio algunos de los comentarios que ella hacía me resultaban ajenos, incluso relativizaba mucho la importancia que tenían, pero ahora que estoy aquí, estoy adoptando muchas de sus conductas.

En una de estas, al reconectar el monitor, vimos que el paciente en cuestión está con un ritmo cardíaco inferior a treinta latidos por minuto y una saturación alrededor de treinta también. Para las que no seáis sanitarias, esto es malo. MUY malo. Por lo que, mientras voy corriendo a la entrada de la zona sucia para ponerme el EPI y entrar, aviso a una compañera para que llame al busca de paros y avise a los médicos.

—¿Cuál es el busca de paros? Creo que es este —oí que decía por el walkie—. Uno nueve dos uno seis ocho treinta y tres… qué número más largo. No creo que sea este. Bueno, voy a marcarlo.

—¿Has puesto ya el busca? —le grité mientras estaba entrando a la zona covid.

—Eso creo, sí.

—¿Has dicho por qué llamabas? —le pregunté.

—Ah, eso no. Espera, que les pongo otro busca. Uno nueve dos uno seis ocho treinta y tres… —¡¡¡PIPIPIPI!!!…—. ¡Paro, corred!

—¿Pero has avisado desde dónde llamabas? —insistí.

—Joder… no. Uno nueve dos uno seis ocho treinta y tres… —¡¡¡PIPIPIPI!!!…—. ¡Paro en la UCI covid de la tercera planta, box quince! Ahora sí, ya está todo avisado.

Al ver que tardaban tanto, aviso a una técnico auxiliar veterana en la que confío plenamente para que vaya a la cafetería corriendo a buscar a los médicos, ya que, por la hora, seguramente estuvieran comiendo. Ante mi sorpresa, al cabo de un minuto aparece de nuevo corriendo con un ejército de médicos detrás provenientes de todo tipo de especialidades, pero, para mi desgracia, ninguno de Cuidados Intensivos.

—¿Pero tú no habías ido a avisar a los de la UCI a la cafetería?

—Es que me he puesto nerviosa y al llegar he pegado un grito de que había un paro en la UCI y han venido todos. Hasta los pediatras —los señaló con el dedo mientras ellos saludaban con la mano desde el fondo del pasillo, con sus coloridos fonendos al cuello.

—Madre mía… esto no está pagado —dije mirando al techo como pidiendo auxilio a los cielos. Saqué el móvil y busqué en Whatsapp la conversación con Meri y escribí:

> Amiga, necesito hacer unas cerves hoy al salir. Sé que hay confinamiento y todo eso pero no aguanto más. Quedamos a la salida en el *parking* y nos tomamos algo antes de irnos a casa, tengo un par de Estrella Galicia en el maletero. Diles a las de la UCI si se quieren unir. Te echo de menos, un besito.

A los diez minutos ya tenía la respuesta de Meri y la noticia de que Sara y Belén se habían sumado al carro junto a las tres cadetes, que ese día estaban trabajando en la UCI, la de verdad, recién contratadas. Respiré tranquilo como diciendo: «Hoy voy a morir aquí pero, al salir, todo va a estar bien». Entre penas y glorias acabamos el turno, y por fin vi que se acercaba el momento de poder relajarme un poco con mis compañeras. Me cambié en el vestuario y bajé al *parking* a buscar el coche. Allí, frente a mí, estaba Meri con los brazos abiertos y un cigarro en la mano.

—¿Tú no fumabas solo de fiesta? —le dije mientras le daba un abrazo.

—Este estrés no lo aguanto sin tabaco, *amore*. ¿Quieres uno?

—Pues no te voy a decir que no.

Y así estuvimos compartiendo mil y una anécdotas al raso, en el *parking*, con un aire gélido que no parecía tan frío por el calor que desprendía el estar rodeado de la gente a la que quiero.

—Y, *amore*, vino un ingreso… Uf. ¿Sabes esos ingresos que ya ves desde la puerta que van a ser un infierno y no quieres entrar? Pues yo no quería entrar, pero había algo que tiraba de mí para dentro del box inexplicablemente. Era… no sé, llámalo vocación, llámalo motivación o llámalo que al chico de la ambulancia le quedaba el uniforme que parecía que se lo habían hecho a medida. ¡*Mamma mia*! —Se rio Meri.

Me estuvieron contando que en la UCI habían ido sacando gente y gente y gente para poder dividir cargas un poco y liberar a las compañeras que dominaban menos de críticos. Sacaron tanta gente que tan solo quedaban las fijas en la plantilla. Ellas ya no podían más. Se habían echado a la espalda un nivel y una carga de trabajo incompatible con mantener eso de lunes a viernes, finde sí, finde también y, según afirmaban, estaban todas a punto de renunciar al puesto por la presión que eso suponía. Es cierto que nuestras UCIs estaban llenas de pacientes covid, pero también es verdad que todo aquel paciente que necesitaba alguna terapia más difícil de manejar era trasladado a la UCI general, la de siempre, por lo que en ella se había concentrado lo peor y más difícil de todo el hospital.

Yo les conté mis peripecias con los respiradores de animales, los fallos de corriente, el personal que no se dejaba dirigir, y no daban crédito. Ojalá hubiera sido mentira, pero ni para eso tengo tanta imaginación.

Pasaron las horas y nosotros seguíamos de cháchara, hasta que apareció por la esquina del *parking* un coche de policía a gran velocidad derrapando como si fuera el circuito de Mónaco, por lo que todas nos asustamos y decidimos dispersarnos. Sara se fue corriendo a los vestuarios a encerrarse en un baño; Belén, en cambio, se puso el uniforme y se paseó por el hospital como haciendo ver que trabajaba en el turno de noche, yo me escondí detrás de un seto hasta que pasara el coche de policía y Meri, que ya no tenía energías ni para fingir que no estaba saltándose el toque de queda, se quedo de pie con su bocadillo de bacon-queso en la mano y la cerveza en la otra, escondiéndola a la espalda.

—¿Qué está pasando aquí? ¿Estáis haciendo una fiesta ilegal? —apuntó el agente—. Te estás saltando el toque de queda.

—Mire, yo me estoy comiendo mi bocadillo de bacon-queso. Acabo de salir de trabajar. Son las once. Mi parte ha llegado a y media, o sea, que aunque no me estuviera comiendo este bocadillo, me habría saltado el toque de queda igual, porque es físicamente imposible que me teletransporte a mi casa si mi turno acaba a las diez. Me duele la espalda de tener que cuidar y girar a tanta gente con covid, que además están todos gordísimos. Ni uno flaco hay —afirmó Meri—. Porque es que delgado no hay ni uno. No se imagina usted agente, eh, lo que es tener que girar a una persona que pesa dos cientos kilos en una cama tan pequeña. Que me dejo la espalda. ¿Tú crees que yo me puedo volver a mi casa después como si nada? ¡Deslomada estoy! ¡¡*Deslomá*!! —le gritó al policía—. Yo necesito que me dé el aire al salir de trabajar, si no me voy a volver loca, ¡LOCA!

—Ah, vale... ¿pero entonces todos sois trabajadores de aquí?

—¡Pues claro! ¿Qué te piensas que es esto, Pacha?

—¡Ahhh! ¿Y por qué se han ido tus amigas y se han escondido?

—Hombre, habéis aparecido en un *parking*, en el nivel-2, en plena noche, derrapando, con las sirenas y los rotativos encendidos... me refiero. Dais miedo, la verdad.

—¡Ah, no! Pues diles que salgan, que no pasa nada. Es que pensábamos que estabais haciendo una fiesta ilegal. Nada, entonces nos vamos —dijo el policía y regresó al coche.

—Vaya tela, la Benemérita… ¡CHICAS! Ya podéis volver, que se han ido.

Aparecen por el fondo Sandra, Gloria y Nuria riéndose entre ellas como si hubieran cometido algo ligeramente ilegal. Sara y Belén aparecen por la salida trasera del hospital mirando agazapadas tras los bordes de la puerta, como si formaran parte de un comando guerrillero o del *CSI Miami*. Yo salgo del seto y miro a Meri, que está riéndose a carcajadas cada vez que uno de nosotros vuelve a aparecer.

—Sois unas personajas, me meo con vosotras, te lo digo —reconoció Meri—. Por cierto, mientras estabais huyendo de las fuerzas del orden, he mirado el móvil y ¿a que no sabéis lo que me ha dicho la Pili de la REA? ¡Cierran la UCI Biblioteca! ¡POR FIN! —me dijo abrazándome, plenamente consciente de que en esa UCI he sufrido lo que no está escrito.

—¡Qué me dices, Meri! No me lo creo. ¡Por fin, tía! Después de tantos y tantos meses. Esto es un sueño. Estamos un poco más cerca de que esto acabe. Te juro que no veía el final. Ahora solo faltan la de la Maternal y la de módulos y yo creo que ya solo quedará la UCI general, la de siempre.

—Pues ayer me dijo una compañera mía, que está de auxilio sanitario, que cerraron ya la UCI Maternal, ¿eh? Se pasó toda la tarde haciendo traslados a la UCI general. Fue toda la tarde de culo.

—¿Soldado uno, estás segura de lo que dices? Mira, Sandra, que me pongo a llorar de felicidad, eh.

—Y en la de los módulos solo quedan dos pacientes, además —dijo Gloria.

—Cadetes, me vais a hacer llorar. ¿Sabéis lo que eso significa, no? Que cuando hayan trasladado a todos los pacientes covid intubados a la UCI general y ya no queden más UCIs de campaña abiertas, nos llevarán a nosotras a casa. De donde no deberíamos haber salido nunca. Charlie, nos van a volver a juntar.

—¡Por fin! —volví a abrazarla—. Mira que nos gusta el drama. Pero te echaba de menos, ¡qué coño! Te lo he dicho mil veces. Aunque estaba pensando en lo que me dijiste el otro día. ¿Sara y Belén siguen aún en la UCI general?

—Sí, en principio ellas no saltaron a ningún servicio, ¿por?

—Más que nada que como me dijiste que todas las fijas se iban a querer marchar a Atención Primaria, estaba pensando en qué huecos van a quedar en la UCI y, sobre todo, en con quién los van a cubrir.

—Pues el otro día escuché a Carmen que le decía al de dirección de Enfermería que iba a ubicar de findes a mis queridas cadetes. Así que eso ya son tres huecos que se quedan cubiertos.

—Pero entonces… Sara, Belén, Sandra, Gloria, Nuria, tú y yo. Tía, somos casi los más veteranos. Yo no estoy preparado para que la gente me pregunte a mí las cosas.

—Ahora entiendes cómo me sentía yo cuando me tenías de referente, *amore*. La vida es así: un día eres el estudiante y al día siguiente la referente de úlceras. Una lloradita y a seguir.

—Yo no soy referente de nada, tía…

—Pero lo serás. Te guste o no. El tiempo vuela y con la tontería ya hará tres años que llevamos trabajando juntos.

—Uf… tres años. ¿Cómo ha pasado esto sin darme cuenta?

—No empezamos en el mejor de los momentos, también es verdad. Pero parece que ya empieza a difuminarse todo esto. ¿Llegará el día en el que se nos haga raro hablar de la covid-19?

—Yo creo que pasará como con la gripe A. De tanto en tanto, alguna vez al año, vendrá algún caso que tendremos que aislar, y nos recordará que eso existe y que sigue ahí en nuestro presente. Pero se habrá normalizado el ir sin mascarilla, el hacer vida normal, el salir, el entrar. La gente necesita volver a su vida normal, esto está siendo traumático.

—*Amore*, ¿te dije que había contactado con una psicóloga que hacía apoyo gratis a trabajadores sanitarios? Regalan tres sesiones gratis y la verdad, que estaba con mucha ansiedad y lo necesitaba.

—¿Y qué tal te fue? ¿Qué te dijo?

—Me dijo que con lo loca que estoy, con tres sesiones no hacíamos nada. La verdad que fue todo un halago. —Empieza a reírse mientras se enciende otro cigarro.

—¿Seguro que estás bien?

—Sí, *amore*. No te preocupes. Solo necesito que todo esto acabe ya.

—Acabará pronto, ya verás. Vámonos a casa.

Capítulo 8

Movimientos internos

Las vacunas habían funcionado y la incidencia era cada vez más baja. Volvíamos a respirar con tranquilidad, quién lo hubiera dicho. Con la pandemia más o menos controlada (crucemos los dedos de manos y pies) se acabó el suplicio de tener que ponernos el EPI para entrar a cada box en que nos tocaba trabajar. Los últimos días ya nos pesaban más de la cuenta, y nos poníamos el EPI un poco «de aquella manera». Las gafas en el cogote, el mono atado a la cintura, como si estuviéramos asomados en una obra silbándole a alguna chica al pasar. Las gafas para aspirar secreciones, si eso, ya nos las poníamos. El mono de plástico, si podíamos evitarlo, mejor, una batita de tela ligera siempre daba menos calor. La mascarilla, porque no había más remedio, que si no, también la hubiéramos relativizado. Para las intervenciones más rápidas, como cambiar una bomba o silenciar una alarma, entrábamos al box en apnea. Todas nos convertimos en campeonas de apnea.

Todo había cambiado y con ello el panorama de la UCI. También nosotras habíamos cambiado. Los que empezamos un año antes de la pandemia siendo apenas unos novatos, ahora estábamos curtidos en mil batallas, y las que habían empezado durante la pandemia en sí, ahora ya tenían cierto rodaje. Era como si en apenas dos años hubieran pasado diez.

Como llevaban tiempo advirtiendo mis amigas de Intensivos, las veteranas se cansaron de estar en la UCI después de tantos meses trabajando a un ritmo insufrible, y pidieron traslados a los centros de Atención Primaria en masa. Justo había salido también el resultado de las oposiciones anteriores, que conllevaban más movimiento internos de personal, por lo que aquel mes supuso un éxodo absoluto en lo que a personal experto en UCI se refiere. Las nuevas elegían otros caminos, como irse a un consultorio o a consultas externas, donde podían tener una vida más compatible con la familia y también menos sacrificio a nivel físico. Meri y yo volvimos a reunirnos, y antes de que nos diéramos cuenta de todo lo que había cambiado en nuestro día a día, tuvimos que asumir un rol de veteranos en la unidad que, por tiempo trabajado, no nos pertenecía todavía.

—¿Tú, veterano? Pero si llevas cuatro días. ¿Qué dices, *flipao*? —me decía Meri.

—Yo tampoco lo entiendo, ni lo quiero. Pero te guste o no, ahora tú y yo somos los más viejos del servicio. Ten claro que a partir de ahora las preguntas nos van a venir a nosotros.

—Vais a tener que decidir quién va a la nueva UCI, ¿eso lo tenéis claro? —se oyó a Belén al fondo.

—¡No jodas! Eso no lo decidimos nosotras, ¿no? —pregunté a Meri.

Durante la pandemia, ya sabéis que se improvisaron muchas UCIs, y que fueron desmontadas a la misma velocidad que fueron construidas. Esto afectó indirectamente a nuestra unidad general, ya que el hospital consideró que era hora de contar con una UCI que fuera algo más moderna; la nuestra iba a cumplir sus veinticinco años bien buenos. Eso implicaba que, dejando de lado todas aquellas compañeras que se iban a marchar a otros sitios, las que nos quedábamos en críticos quizá tampoco íbamos a permanecer en ella. Algunas de nosotras nos iríamos a la UCI nueva y otras nos quedaríamos en al vieja. ¿Quién estaría en cada grupo? Aún no lo teníamos claro. Todo eran rumores. Unas decían que Carmen sería la encargada de elegir quién iría a cada sitio. Otras, que los movimientos se darían en función de la antigüedad en el servicio de cada enfermera. Otras decían que lo decisivo serían los puntos en la bolsa. Realmente, nadie sabía nada. Yo, lo único que tenía claro era que no quería tener que gestionar otra UCI sin una supervisora funcional, como me había pasado en las unidades de campaña, por lo que quedarme en la vieja o en la nueva, siempre y cuando hubiera alguien válido al mando, me era indiferente.

—A mí me da igual ya todo. Que me pongan donde les de la gana —dije medio apático.

—¿Qué nos ha pasado, Charlie? Nosotros antes éramos los *salaos* de la UCI. El coronavirus este nos ha chupado la vida. ¡La energía! No me da la gana de que esto siga así.

—¿Y qué le hacemos? Sigo muy cansado de la pandemia y mira que trabajo pocos días a la semana… Me voy a quedar de findes hasta que me jubile. Creo que piden treinta y ocho años cotizados para cobrar pensión, así que con mi porcentaje de jornada, tengo que trabajar, calculo, unos setenta y seis findes; teniendo en cuenta que tengo veinticinco, me podré jubilar con ciento un años. Está jodido el asunto… Tienes razón. Esto me ha chupado la vida.

—Ya sé. Dentro de poco se decidirá quién se va a la UCI nueva y quién se queda en la antigua, ¿no? Tenemos que conseguir, sea como sea, la lista de la gente antes de que se haga pública y montar una gala de expulsados. ¡Como en *OT*!

—¿Como si fuera *Gran Hermano*? ¿Montando todo el *show*?

—Sí, también. ¡Como en *Gran Hermano*! Será superdivertido. ¿Te apuntas?

—Ya sabes que sí. ¿Qué tenemos que hacer?

Y juntos, una vez más, como el equipo trinchera que éramos, reunimos nuestras pocas neuronas supervivientes para tramar un plan. Llamaríamos a Seguridad para decirles que necesitábamos que abrieran el despacho de Carmen para coger algo de material. Mientras Meri se dedicaba a conquistar al chico de Seguridad, yo me encargaría de rebuscar entre los papeles para dar con la lista de la gente que se iba y la gente que se quedaba en la UCI general de siempre. La fotocopiaría y después la dejaría justo donde la había encontrado. Cogería algún fungible de material para disimular y saldría del despacho con éxito, sin levantar ningún tipo de sospecha. Otro plan sin fugas, según nosotros. Llamamos a Seguridad y esperamos a que se presente uno de los tantos musculosos compañeros que trabajan con nosotros en el hospital para abrirnos el despacho en cuestión.

—Mierda, la primera en la frente.

—¿Qué pasa? —pregunté.

—No te gires. Detrás viene Seguridad. Es una chica. El plan hace aguas. Te va a tocar fingir que te gustan las mujeres y ligártela tú. Como lo haga yo, este plan no va a salir adelante.

—¿Qué dices? Me niego.

—¿Tú quieres la lista de la nueva UCI o no?

—Sí, pero tía, se va a dar cuenta.

—Pero nada. Ahora te gustan las mujeres. Tira.

—¡Ho… hola! Te he llamado yo. Era para ver si me podías abrir un segundo el despacho de Carmen, la supervisora. Es que ella guarda todo tipo de material dentro y necesito una cosa en particular que solo tiene ella bajo llave, ¿sabes? —me justifiqué.

—Sí, tranquilo —me dijo mientras buscaba en su cinturón una llave entre cientos más—. Creo que es esta. —Giró el pomo con cierta resistencia y nos abrió la puerta.

—Ahora vengo. Toda tuya, león… Grrr —me dijo Meri guiñándome un ojo.

—Hija de p… —susurré—. ¡Oye! ¿Hace mucho que estás en el hospital? Es que me suena tu cara, pero no sé bien de dónde. Esa mirada… es… difícil de olvidar —improvisé con la sensación de que estaba metiendo la pata.

—Vaya, pues la verdad es que sí. Empecé hace poco durante la época del coronavirus, me dijeron que hacía falta gente y la verdad es que me venía muy bien el dinero.

—Ahá… ya veo. ¿Meri, cómo vas?

—Un momentiiiín… —dijo desde el despacho.

—Pues es tu profesión ideal, eh. Con lo fuerte que estás, seguro que no se te resiste nadie.

—De momento no me ha tocado intervenir nunca con nadie. Solo abrir despachos y vigilar un poco el cotarro, ya sabes.

—Ya me imagino, no debe haber mucho lío por el hospital. ¡¿Meri, qué tal por ahí?! —pregunté de nuevo, incómodo.

—La paciencia es una virtuuud… —dijo ella.

—Bueno, pues nos veremos por los pasillos de la UCI. Yo me llamo Charlie y trabajo, sobre todo, los fines de semana por la tarde.

—Encantada, me llamo Paula. Por cierto, yo salgo de trabajar a las diez. ¿Te apetecería tomar algo?

—¿Eh? ¿Yo? ¿A mí? P… Pues. ¿¿MERI?? ¿Lo has encontrado? —insisto.

Meri sale del despacho con una fotocopia doblada metida en el bolsillo del pantalón, toda sonriente, y le dice a la chica de Seguridad:

—Le encantaría. Él sale a las diez. Apunta seis ocho seis, dos cinco…

—Me las vas a pagar —le susurré a Meri mientras sonreía a Paula cortésmente—. Nos vemos luego si te apetece, Paula.

—¡Claro! Luego te mando un mensaje.

Paula salió hacia el pasillo con la ristra de llaves tintineando en su cinturón. Le dí un codazo a Meri en forma de reprimenda por venderme a la chica de Seguridad como si fuera un trozo de carne, pero recordé lo más importante: habíamos conseguido la lista.

—¡¿TIENES LA LISTA?!

—Sí, querido amigo —me soltó Meri con voz misteriosa.

—¡Enséñamela, tía!

—Vale, pero no digas nada, que esto tiene que ser secreto. Tenemos que pensar bien cómo hacemos la gala. Yo había pensado lo siguiente. La UCI vieja está conectada con la nueva por un pasillo largo, ¿no? Vale. Pues ponemos a la gente en la UCI antigua, y como en *OT* les hacían cruzar la pasarela, nosotras les hacemos cruzar el pasillo, y quien lo cruce quiere decir que ha pasado a la UCI nueva y las que no que están nominadas.

—Me gusta tu idea. Yo creo que me voy a traer unas gafas, así, oscuras como si fuera el Risto, para meterme más en el papel. ¿Le has echado un ojo ya?

—Sí, tío. Pero la mitad de nombres que leo en la UCI antigua no sé ni quiénes son. Yo creo que van a dejar en la antigua a la gente de las UCIs de campaña que montaron para la pandemia y a la nueva se van a llevar a la gente más top.

—Sea como sea, este finde hacemos la gran gala. Tenemos que correr la voz.

Y así hicimos. Escribimos en pequeños trozos de papel: «Este finde gala de *OT* en la UCI, traed palomitas», y los fuimos dando en mano, de forma clandestina, a todas las que trabajábamos ese fin de semana, como si estuviéramos traficando con droga. La gente fue corriendo la voz entre las más novatas del momento y la noticia fue creciendo. Se había creado una expectativa alrededor del tema que era difícil que pudiéramos llegar a superar. En cualquier caso, estábamos convencidas de que iba a ser divertido, y planear la jugada me hizo sentirme joven otra vez, era el soplo de aire fresco que tanto necesitábamos tras lo vivido durante las peores olas de la pandemia, algo que nos sacudiera el polvo de encima y nos recordara que la vida seguía adelante y que, con a ella, nosotras debíamos avanzar también.

Se me hacía curioso pensar en cómo hacía tan solo tres años había entrado yo por la misma puerta por la que entraba hoy, lleno de nervios por aquel entonces, inocente y tembloroso. Miraba con admiración y respeto a las más veteranas, creyendo que nunca alcanzaría a tener todo el conocimiento que ellas poseían, ni siquiera lograría acercarme. Tres años más tarde me sorprendo a mí mismo priorizando, gestionando y manejándome con el paciente crítico como si lo llevara haciendo toda la vida. De eso te das cuenta en el preciso momento en que ya no te fijas en que tienes que hacer constantes cada dos horas, y de que en veinte minutos te toca cambiar el suero fisiológico. Estas tareas ya te salen de forma automática. Pero sobre todo, te das cuenta de que eres veterano cuando has aprendido a ver al paciente como a una persona en su totalidad, y de que ser buena enfermera no es tan solo lo que pretenden que aprendas en la carrera.

Recuerdo un ejemplo muy concreto. Jamás me he sentido mejor enfermero con una acción tan sanitariamente cuestionable como la que hice. Aquel día llevaba un paciente bastante joven con alguna patología de oncología o hematología. Es el perfil que menos me gusta tener. Algo en mi interior genera una fe ciega en que van a salir adelante y van a recuperarse, y muchos de ellos no lo hacen. Bien. Volvamos al paciente de ese día. Había llegado la hora de comunicarle a la familia que no iba a salir de aquella. El paciente ya llevaba sedado varios días, por lo que no podían hablar con él y su hermana estaba completamente bloqueada. Apenas decía nada pero se podía notar la ansiedad que desprendía desde la puerta de la habitación, viéndola morderse las uñas. Yo también me quedé bloqueado, me acerqué a ella y, juzgando por el olor que desprendía su chaqueta, decidí jugarme un as.

—¿Quieres bajar un poco a tomar el aire? Te invito a un cigarro.

—Gracias… —me respondió.

Y fue en ese momento, abajo, en el *parking*, entre calada y calada, en el que me confió lo que sentía. Me dijo que llevaba mucho tiempo agotada por todo lo que le pasaba a su hermano y que en el fondo, tras recibir la noticia, había sentido alivio al pensar que todo aquello iba a acabar. Ese pensamiento había hecho crecer en su corazón un sentimiento de culpa que no la dejaba respirar. Tras hablar con ella y ayudarla a entender que sentir todo aquello era normal, por fin la vi respirar tranquila.

A lo que quiero llegar con todo esto es a que tenemos que aprender a relativizar el concepto de «buena enfermera». Que ser «buena enfermera» te lo puede dar la experiencia y te lo puede dar la técnica, te lo pueden dar tres másteres en Inglaterra o sacarte el EIR (Enfermero Interno Residente). Pero para ser de verdad buena enfermera, primero tienes que ser buena persona y eso, por desgracia, normalmente viene de las hostias que te da la vida, como en nuestro caso ha sido tener que gestionar la covid-19. La pandemia nos ha dado muchas situaciones en las que, seguramente, ser buena enfermera te ha hecho tomar decisiones en contra de lo que dicen todos nuestros protocolos. Situaciones, como por ejemplo, tener en la habitación a una mujer dándole la mano a su marido, que se encuentra intubado apenas a minutos de morir, que te pregunte si le puede dar un último beso en la mano y tú, en vez de decirle que no porque los protocolos así lo exigen, pensar en que si fuera tu madre seguramente también quisiera hacerlo. Pero es cierto que para llegar a ese punto necesitas tiempo, necesitas roces y necesitas aprenderte los protocolos de memoria, de cabo a rabo, para aprender a cuestionarlos, a poner en duda su omnisciencia y poder decir: mi criterio me dice que, pese a que debería hacer esto, no lo voy a hacer. Eso no quita que lo de robar una lista con nombres secretos sobre un posible traslado a otro servicio sea algo moralmente cuestionable, pero ese es otro tema. Volvamos al humor.

Llega el sábado, y Meri y yo sacamos de la mochila todas las guirnaldas que hemos comprado para decorar el pasillo por el que cruzarán novatos, novatas, veteranos y veteranas en cuanto el jurado, es decir, nosotros, pronuncie su nombre para que crucen la pasarela hacia la UCI del futuro. Hemos arrasado en el Chino, sinceramente. Banderines, platos y vasos desechables con estampados de Pepa Pig, matasuegras y, sobre todo, unas pizarras pequeñas con tizas para que cada candidato pueda hacer su estimación de quién cree que se va a salvar.

Estamos preparadísimas para la gran velada, por lo que arreglamos y tratamos a nuestros pacientes, y cuando toda la faena está hecha, empezamos nuestra tan esperada gala. Hemos tenido bastante trabajo y al final hemos acabado tarde. Tendremos que hacer lo de la gala de forma medio apresurada antes de marcharnos por la noche, pero mejor eso que nada. Con un micrófono improvisado con papel de aluminio, Meri se sube encima de un taburete y empieza a llamar la atención de todas las enfermeras y técnicos auxiliares, que empiezan a rodearla con gran expectación.

—Bueno, bueno, chicos y chicas. Ahora sí ya ha llegado el día en que conozcamos quién se queda con nosotros en la Academia de Operación Traslado. Sé que estáis llenas de nervios y ganas de saber quiénes son las grandes afortunadas que van a poder disfrutar de un maravilloso viaje a la UCI NUEVA. Un aplauso por favor. ¡Un aplauso, no me seáis sosas, coño! ¡Así me gustaaa! Muy bien —dice, animando el cotarro.

—Deberías haberte metido a animadora, Meri. Eres la mejor —le digo desde la butaca.

—¡Guapaaaa! —le gritan desde el público de enfermeras—. ¡Queremos un hijo tuyo!

—Gracias, gracias. Lo del hijo, no lo veo. Pero no dilatemos más el asunto, todas sabemos por qué estáis aquí y no os voy a robar ni un minuto más de vuestro tiempo. Pues bien: los espectadores de Operación Traslado, a través de las llamadas al busca de paros y los votos a través de la web del Colegio de Enfermería, han decidido que las dos concursantes que han recibido más apoyo son… En primer lugar, con un cuarenta y tres por ciento de los votos, los espectadores han decidido que continúa en la nueva UCI… ¡Sara! Un aplauso para ella, por favor. Cruza la pasarela, Sara.

Ella se levanta emocionada de la silla mientras sus compañeras la aplauden y se dispone a cruzar el pasillo hacia la UCI nueva.

—Espera, espera. Os queríamos traer un ramo de flores a cada una como regalo, pero no hemos encontrado en el Chino, así que toma esto —dice Meri antes de darle una especie de jarrón extraño—. Cada una tendréis un obsequio al azar, es lo que hay. Úsalo bien, cariño. Te lo mereces. —Sara alza el jarrón como si se tratara de la Copa Davis, orgullosísima por ser la primera en tener el privilegio de cruzar la pasarela.

—¡Gracias! No hubiera llegado hasta aquí sin vosotras. ¡Belén, te quiero! —grita.

—Sin más dilación, en segundo lugar, los espectadores han decidido que continúa su aventura en la nueva UCI, con un veintitrés por ciento de los votos… ¡Belén! Aquí tienes, a ti te ha tocado una toalla con un minion impreso que regalaban en el McDonalds si pagabas un euro más con el McMenú. Espero que le des un buen uso. ¡Felicidades!

—¡Tomaaaaaa! —grita Belén antes de salir corriendo por el pasillo usando la toalla como si fuera una capa.

—Un día más en este duro espectáculo. Llega el momento que todos habíamos temido que llegara. Por favor, mis cadetes, en formación. Poneos en pie: Sandra, Nuria, Gloria. Tan solo dos de vosotras podrán cruzar la pasarela de Operación Traslado —dice Meri con solemnidad. Las chicas se cogen de las manos—. La persona… que el público… ha decidido… que siga con nosotros… con un cincuenta y cinco por ciento de los votos es… ¡GLORIA! Por favor, Gloria, recoge este precioso bolígrafo de cuatro colores y cruza la pasarela.

Sandra y Nuria se abrazan supermetidas en el papel, como si todo aquel tinglado fuera real, y el premio del bolígrafo de cuatro colores fuera algo a lo que aspirar.

—¡Por último! Los espectadores, una vez más a través de las llamadas al busca de paros y mediante sus votos en la web del Colegio de Enfermería HAN DECIDIDO que la concursante que debe continuar en esta edición de Operación Traslado y, por lo tanto, pasar como semifinalista en esta edición, con un treinta y ocho por ciento de los votos es… Por favor, Charlie, adelante con el sobre —me dice Meri.

Aparezco yo por su izquierda con un sobre rojo.

—¿De dónde habéis sacado el sobre ese? Lo teníais todo superplaneado, ¿eh? —pregunta Sandra riéndose.

—Aaah, secreto de confesión —le digo guiñándole el ojo.

—Azafato, por favor, dese prisa. Con el treinta y ocho por ciento de los votos… la persona… que deberá… cruzar… la pasarela… es… ¡SANDRA! Soldado, estoy orgullosa de ti, pasa por aquí para recoger tu regalo que no es, ni más ni menos, que una diadema de princesa con luces.

Gloria y Sandra, emocionadas, corren por el pasillo en sentido contrario y vuelven junto a la tercera soldado, Nuria, a quien le ha tocado quedarse en la UCI vieja. Se abrazan emocionadas.

—¡Nos quedaremos juntas aunque tengamos que quedarnos en la vieja! Siempre unidas —dice Gloria mientras extiende su mano hacia adelante. Sandra y Nuria lo hacen también, haciendo una montaña de manos—. ¡Un! ¡Dos! ¡Tres! ¡Cadetes! —dicen antes de alzar las manos.

—Nos quedaremos juntas, ¿se puede? —me preguntan como si yo fuera el supervisor.

—Claro, ni te preocupes. Sois mis niñas —les dice Meri, claramente segura de su respuesta.

Ellas, felices, se vuelven a coger de las manos y atraviesan juntas el pasillo aunque a sabiendas que no se quedarán en la UCI nueva para ir a verla y poder así cotillear sobre el nuevo servicio.

—¿Estás segura de que las van a dejar quedarse juntas? —le pregunto a Meri.

—Hum... pues no, la verdad. No lo creo. Pero el momento me estaba quedando muy emotivo. Qué mas da, ya se lo dirá Carmen.

—¿Y qué va a ser de nosotros ahora?

—En la lista salimos en la UCI nueva... No sé, la verdad. No quiero sonar moñas, pero la verdad es que mientras me pongan con vosotras, me da igual dónde me manden.

—¡Mírala, si tiene sentimientos y todo! Anonadado me hallo —bromeo.

—¡Oye, por quién me tomas! Ya no te digo nada más bonito. Tonto —bromea ella.

Por un momento, tomé perspectiva de lo bonita que estaba siendo la imagen. Tras nosotros, decenas de personas nuevas en aquello que para muchas era ver por primera vez una UCI de verdad, con los ojos como platos, mirando a su alrededor como si estuvieran en una nave alienígena. Ante nosotras, el dúo de Belén y Sara toquetean los botones del nuevo control de enfermería de la UCI nueva. En cierta manera me recuerdan mucho a Meri y a mí, me parece muy romántico cómo todos acabamos encontrando a nuestra persona aquí dentro. O nuestras personas. Al otro lado de la nueva UCI, Sandra, Gloria y Nuria avanzan cogidas de la mano, curiosas, explorando box tras box todas y cada una de las habitaciones del nuevo servicio como si no fueran iguales, esperando encontrar en cada una de ellas una nueva sorpresa. La nueva UCI tiene unos ventanales de cristal enormes que permiten ver al otro lado el delicado atardecer que se extiende sobre la ciudad, con el mar al fondo.

—¿Te vienes conmigo a ver la UCI nueva? —le tiendo la mano a Meri para que me de la suya.

—Encantada, milord —dice poniendo su mano sobre la mía.

Y con Meri sujetando su bata del pijama como si se tratara de la falda de una menina o de una duquesa de buena familia, avanzamos por el pasillo del hospital hacia la UCI nueva, dejando atrás algo que, aunque siempre iba a quedarse donde estaba y probablemente acabáramos rotando por aquel servicio alguna que otra vez, suponía para nosotros un cambio de etapa, dejar atrás una parte de nosotros que había crecido y nos había señalado todo aquello que considerábamos importante. Aquella parte más naif de nosotros mismos, más ingenua y más sencilla. Ahora cruzaba el arco del pasillo hacia la nueva UCI un Charlie más pragmático, menos cohibido y con menos ataduras que le hacían sentirse pequeño. Cogida de su mano, también Meri dejaba atrás una versión alocada e insensata de sí misma para dar espacio a una Meri más madura, que escondía tras ese velo de extravagante enajenación mental un muy buen ojo clínico y un criterio afilado. Fue curioso cómo, tan solo mirándonos a los ojos, supimos que ambos estábamos pensando lo mismo: un pequeño gesto, esos apenas tres pasos que nos quedaban para acabar de cruzar el pasillo, no eran más que los pasos que nos separaban de lo que sería un nuevo comienzo.

Capítulo 9

El concurso del año

En cualquier empresa privada que se precie, algunos trabajadores tienen un bonus anual, una cantidad de dinero extra, si han cumplido unos objetivos concretos. Es un incentivo para que sigan trabajando al ciento veinte por ciento. En enfermería también tenemos algo similar: se llama Dirección por Objetivos o DPO. Es de las primeras cosas que se congelan cuando hay que ajustar presupuestos, nadie lo cobra, todas nos quejamos y la ruleta de la vida sigue adelante.

El año duro de la pandemia se nos pagó a casi todas para que nos mantuviéramos calladas, como «recompensa» por todo el trabajo que habíamos realizado. Una limosna mínima, si me preguntáis, pero siempre es bienvenido cualquier tipo de recompensa. Los objetivos normalmente van desde lo más mínimo, como el hecho de ir identificado con tu tarjeta de personal sanitario o no tener ninguna queja de los pacientes, a cosas más relativas que no están en tu mano, como que ningún paciente desarrolle ninguna úlcera por presión. Cosas que tú puedes hacer para que evolucionen de forma favorable, pero que realmente no están al cien por cien en tu mano. En cualquier caso, siempre son objeto de nuestro interés, ya que tienen un incentivo económico. No nos sorprendió a ninguno cuando un año más tarde nos comunicaron que no podrían pagarse los objetivos, por lo que todos fuimos a trabajar un poco más desactivados de lo normal.

—¡Tú te crees, *amore*! Después de todo lo que hemos pasado y nos recompensan así. Tiene cojones la cosa, tío. Yo es que ni me lo creo.

—Ya. Yo pensaba que esto ya era parte del pasado. Qué rápido se les ha olvidado todo lo que hemos vivido. Si lo llego a saber, no me deslomo haciendo horas extra como un cabrón.

—A lo hecho, pecho, chiqui.

—Las nuevas necesitan motivación, Meri. Ahora somos los veteranos de aquí. Tenemos que pensar algo.

—¿Y si hacemos un amigo invisible?

—No es la idea, pero por ahí podríamos planear algo. ¿Hacemos algo como si fuera una DPO pero entre nosotros?

—¿Como una especie de cesta de Navidad?

—Llámalo como quieras, algo así. Por ejemplo.

Y, tras horas pensando en qué podríamos hacer se nos ocurrió coger una cesta y llenarla de todas aquellas cosas que diferentes empresas habían enviado al hospital para ayudar a las trabajadoras durante la época fuerte de la pandemia. Un bote con bruma para la cara, una crema hidratante, varios artículos de belleza y un set de productos de alimentación. La cesta era un batiburrillo de mercancías que, por separado, no tenían ningún sentido, pero, como parte de un total, eran bastante graciosos. Teníamos que decidir cómo hacíamos para motivar a la gente y que se animaran a mejorar su trabajo por un incentivo ficticio. A Meri se le ocurrió empezar una competición. Algo sano, gracioso, que hiciera renacer en nuestras compañeras un espíritu sano de competición.

—¡Atención, atención! Pequeñas renacuajas, gente nueva y demás. ¡Sí, soldado dos! Esto también va por ti. Prestad atención. Como ya sabéis, este año el hospital ha decidido que no se va a pagar la DPO. Sí, sí. No me abucheéis, yo soy una mandada igual que vosotras. Yo aquí ni pincho ni corto. Como estamos igual de disconformes que vosotras, Charlie y yo hemos decidido crear una especie de Juegos del Hambre donde quienes se presenten podrán optar a una maravillosa cesta con productos que hemos conseguido. Obviamente, no es obligatorio, se podrá presentar quien quiera, no os estamos obligando, pero, la verdad sea dicha, cuanta más gente se presente, más divertido será —concluyó Meri.

—No os asustéis —dije, intentando calmar a las nuevas. Es algo totalmente inofensivo, lo hemos pensado con el objetivo de que os motivéis para mejorar como enfermeras ya que no vamos a tener la DPO este año. Hemos establecido un total de tres pruebas mediante las cuales os evaluaremos según nuestras propias directrices inventadas, y con las que iréis obteniendo puntos. A lo largo de las pruebas es posible que se nos vayan ocurriendo normas nuevas y nos inventemos las puntuaciones según lo que consideremos en cada momento. Van a ser un churro de Juegos, no intento engañaros. ¿Os apuntáis?

—Sandra, Gloria y yo estamos super IN —dijo Nuria—. ¿Qué hay que hacer?

—Belén y yo también —dijo Sara.

—No, no. Esto es para novatas, que vosotras vais con ventaja y ganaríais todas las pruebas. Se tiene que quedar como algo entre gente que lleve poco, si no es injusto —les informé. Por el pasillo se nos acercaron dos chicas que parecían recién graduadas.

—¿Nos… podemos apuntar? Hace poco que estamos por aquí —dijo una.

—¡No me sé vuestros nombres! Sois perfectas para el concurso. Apuntadas. ¿Sois…? —les preguntó Meri.

— Yo me llamo Clara —dijo la chica de sonrisa amable y pelo rizado.

—¡Y yo me llamo Ana! —dijo la otra.

—Fantástico. Bienvenidas a la competición.

—¿Oye, tú eres el de los apuntes guays, no? —me dijo Clara superilusionada.

—¿Apuntes guays? Eso no me lo habías contado —me dijo Meri.

—Sí… Hace algún tiempo hice unos apuntes, bastante chulos por cierto, y los subí a Internet para que la gente nueva los pudiera utilizar cuando empezara en UCI… Digamos que gustaron bastante y, fíjate, ahora me conocen algunos por ello —reconocí avergonzado.

—Los tengo aquí. ¡Me encantaaaaan! —dijo Clara enseñándome la libreta que llevaba bajo el brazo.

—Meri, no es por nada, pero yo ya tengo favorita. ¡Lo siento! —le dije de broma.

—Pues nada, soldados, ya podéis competir por convertiros alguna de vosotras en mi favorita, porque esta competición va a ser objetivamente injusta. Yo lo dejo caer, pero un café con leche de soja me sentaría superbien.

Nuria y Gloria salen corriendo por el pasillo dándose empujones camino de la cafetería.

—¡Uy! No pensaba que fuera a funcionar —dijo Meri entre risas.

—A mí no me mires, que yo me traigo las cápsulas de casa —dijo Sandra riéndose también.

—Creo que no hace falta decir esto, pero por si acaso, hasta que no hayamos podido acabar toda la faena que hay que hacer, no empezará la competición. Lo digo porque esas dos se han ido corriendo a por mi café pero les está pitando una bomba en el box.

—Meri, aquí tienes, cortado con leche de soja —dijo orgullosa Nuria.

—Cinco puntos para ti por conseguirme el café. Cuatro puntos menos por haberte dejado la bomba de morfina a punto de pitar sin darte cuenta. ¡Recordad que en esta competición se premiará a la mejor enfermera! Los criterios serán como os he dicho, completamente subjetivos, pero todo suma y todo resta.

—¡Pero si te he traído el café! No es justo.

—Ah, pero te has dejado la bomba. Eso va bajando la nota, va bajando la nota, eh. Ahora tienes un punto, lo cual te pone por encima de la media que parte con cero. Está bien. Todo el mundo a sus puestos. Cuando hayáis acabado, comunicádnoslo y empezaremos la primera prueba de la competición.

Dicho esto, todas las compañeras se dispersaron por sus boxes apresuradamente, emocionadas con acabar pronto su faenas para averiguar cuál iba a ser la primera prueba. Meri y yo fuimos los primeros en acabar, junto a Sandra, por lo que acudimos a los boxes contiguos a ayudar a Nuria y Gloria. Cuando ellas ya habían acabado también, nos acercamos a los siguientes más alejados, donde estaban Ana y Clara. A lo tonto, las tres cadetes ya llevaban un año siendo enfermeras, y la verdad es que se habían convertido en tres enfermeras muy aptas e independientes. Ana y Clara las habían sustituido como novatas. Era bastante curioso ver cómo un estado mental en el que habías estado no hacía tanto, no solo había pasado a manos de otra persona, sino que esa persona ya había dejado también el puesto para que lo cogiera otra después de ella. Y así seguiría, año tras año, esta inercia sin que fuéramos conscientes, subiendo rango tras rango hasta acabar siendo de las veteranas del servicio. Quizá nos marcharíamos a otro servicio, donde seríamos las novatas, y así una y otra vez. El ciclo de la vida en versión enfermeril.

Toda esta reflexión la hice mientras giraba hacia mí un paciente para ayudar a Clara, que le tenía que cambiar el pañal, y esto me llevó a pensar en lo curioso que es también en qué momentos podemos llegar a evadirnos las enfermeras teniendo en cuenta que en nuestro día a día vemos gente morir, cambiamos pañales, salvamos vidas y muchas otras cosas. Seguro que os ha pasado también a las que sois del gremio. Hora de la muerte, diecisiete treinta. Haces tu luto, exprés, porque tampoco tienes mucho tiempo. Te secas los ojos, sonríes y abres la puerta del box de al lado. ¡Felicidades, te van a dar el alta a planta! Y te alegras con tu paciente, lo abrazas y celebras la gran noticia. Y todo esto con menos de un minuto de diferencia. Es curioso. Y es curioso, como decía también, que todo esto lo esté pensando con un señor girado que no deja de tirarse pedos. Qué nivel de evasión. Me sorprendo.

—Charlie, ¿aguantas bien? —me preguntó Clara mientras se apresuraba a hacer la cama.

—Sí, tranqui. No te preocupes. Casi no estoy haciendo fuerza. Cuando hayas acabado, vamos con Ana y ya estaremos todos, ¿no? —le pregunté.

—Sí, solo nos falta arreglar a un paciente de Ana y todo lo demás ya estará.

—Perfecto, pues voy un segundo con Meri para que vaya preparando la primera prueba y ahora me uno a vosotras para acabar la faena.

Al salir, me acerqué a Meri y le susurré a la oreja que las chicas ya casi estaban listas por lo que ella, toda maquiavélica, salió del box y se fue al control a seguir planificando la siguiente jugada.

—Ana, hemos venido a ayudarte. ¿Qué te queda?

—Pues si le ponéis al paciente del dos la heparina y le miráis el azúcar, yo creo que ya está. Miradme las tareas del programa del ordenador, porfi. A ver si me queda algo que no recuerde. Me falta el de al lado, que no entiendo nada de lo que dice —nos dijo mientras cargaba la medicación de las siete de la tarde.

Mano a mano, y cada vez siendo más gente, acabamos la faena en apenas dos minutos. Esto es algo que siempre me ha gustado de la UCI. Es cierto que somos como una gran… iba a decir familia, pero la realidad es que somos una secta. Personas claramente muy diferentes entre sí que se pasan horas y horas reunidas. No contentas con eso, cuando salen, muchas veces siguen reuniéndose y desde fuera parecen, además, un grupo bastante hermético que no deja entrar a casi nadie. Sin componente religioso, claro está, yo creo que cumplimos la definición de secta. En cualquier caso, como hermanas unidas, fuimos con el paciente al que Ana no entendía.

—¿Tienes dolor? —le preguntó Ana—. Ves, como si nada. QUE SI TIENES DOLOR —repitió en voz alta.

—Ana, ¿es sordo? —le pregunté, intrigado al ver que el paciente la miraba mal.

—No, es guiri. No entiende nada de español. No sé cómo hacer que me entienda.

—*Do you understand me*? —intenté sin éxito—. Hum... *Parlez-vous français*? Tampoco... *Sai parlare italiano*? Ana, se me acaban los recursos, amiga. *Du... sprichst... Deutsch*? Ni siquiera sé si se dice así. Mira, ya no sé qué decirle. ¿Sabes de dónde es?

—Uf, ni idea... ¿Croacia? ¿Serbia? Por ahí.

—¡Uy! Pues a mí no me mires, cariño, no tengo ni idea de lenguas eslavas. Si averiguas qué le pasa en su idioma, te regalo cinco puntos para la competición. Hablando del tema, todo el mundo en sus puestos. Meri, por favor, explica a nuestras jóvenes concursantes en qué va a consistir la prueba de hoy.

—Queridas participantes. En este sencillo juego vais a tener que arrastrar una de estas camillas de traslados desde la puerta de vuestro box hasta el final del pasillo, ir y volver. Al final os encontraréis una mesa llena de material: deberéis coger lo que consideréis necesario para realizar el traslado de un paciente estándar de la UCI, traerlo íntegro y justificar por qué habéis seleccionado dicho material. Pero ojo, recordad. Todo aquel material innecesario os restará puntos. Las jugadoras que infrinjan las normas o pierdan serán ejecutadas públicamente. ¡Es broma! Que esto no es *El juego del calamar* ese. Simplemente, daremos puntos a las que ganen. Jugadoras, en sus marcas. Eh, Clara, un pie hacia atrás que te estoy viendo. Vale. Recordad que, pese a que esto es un juego, estáis en un hospital y no podéis liarla. Preparadas. Uno. Dos. ¡TRES!

Todas salieron corriendo como si fueran corredoras profesionales de marcha. Moviendo las caderas rápidamente, avanzando por el pasillo pero sin hacer ruido, con los crocs rozando el suelo. De un par de empujones, Nuria y Ana cogieron ventaja sobre las demás y consiguieron hacerse con las dos camillas de traslados.

—Gloria, Sandra y Clara, descalificadas. Cogen ventajas Ana y mi soooooldado favorita, Nuria —dijo Meri agarrando su fonendo como si fuera un micrófono.

Las dos chicas empujaban con dificultad las camillas. Ana, de un empujón, arremetió contra una silla, la camilla giró y quedó en diagonal, bloqueando el paso de toda la UCI.

—¡Ana, arregla eso ahora mismo o te bajamos tres puntos!

Nuria, que había cogido ventaja por el lateral, avanzaba hasta el final del pasillo con su camilla. Llegó con éxito, cogió de la mesa todo el material que consideró que necesitaba, y con dificultad le dio la vuelta a la camilla para volver al punto de inicio. Las dos chicas se cruzaron cuando Ana, ya controlada su camilla, llegó al punto de abastecimiento para coger el material a su vez. En la línea de partida, Meri, expectante, con una banderilla improvisada con una pajita y medio folio enganchado, ondeaba y vitoreaba a las dos participantes. Nuria cruzó primero la línea de meta, seguida al cabo de cinco segundos por Ana.

—La campeona esss…. ¡NURIA! —aplaudió Meri efusivamente—. Empieza el recuento de puntos, todas atentas. Ganar la carrera ya te otorga cinco puntos, por lo que Nuria se pone en cabeza. Ana, por quedar en segundo lugar pero conseguir una camilla y llegar hasta el final, a ti te vamos a dar tres puntos, ¡felicidades! Vamos a ver qué habéis traído para un traslado en condiciones. A ver, Nuria, tú has cogido un monitor, ahá, medicación varia, ahá y… eso es todo. Un poco minimalista. Te voy a dar un punto por cada cosa, con lo que te pones en siete puntos, pero te voy a restar tres porque te has dejado la mascarilla y el balón resucitador. Imagina que se te intuba el paciente. ¿Qué haces, amiga? Cuatro puntos en total —dijo mientras movía arriba y abajo el pulgar de una mano como si fuera un césar—. A ti, Ana, te voy a sumar dos puntos también porque has cogido el balón y las mascarillas y solo había un monitor. Te sitúas ahora mismo en cinco puntos. Esto está bastante reñido, amigas. Como es bastante pronto nos va a dar tiempo a hacer una segunda prueba, así dejamos la última para la gran final de mañana. ¿Os parece?

—¡Sí, que yo ya me he picado! —gritó Ana mirando fijamente a Nuria.

Para la segunda prueba, Meri tenía preparada una pequeña sorpresa. Teníamos muy claro que ninguna de las pruebas podía tener nada que ver con los pacientes, ya que hasta una mínima competición puede tener consecuencias para ellos. Es decir, imaginad que usamos una tarea sencilla como, no sé, cambiar una nutrición parenteral. Imaginad que la seleccionamos para que dos novatas compitan a ver quién lo hace más rápido y una de ellas, para ganar segundos, se coloca mal los guantes estériles o no pone la cantidad suficiente de yodo en la cajita de aislamiento de la conexión estéril. Eso tendría consecuencias negativas para el paciente y, por lo tanto, sería un trato discriminatorio. Como Meri y yo, pese a ser dos cabezas locas o parecerlo, somos conscientes de estos detalles, a ella se le ocurrió una alternativa: fingiríamos una situación con nosotros de sujetos para que las novatas pudieran practicar una emergencia en un entorno seguro y ganar experiencia en su día a día.

—Bien, novatas —comenzó Meri—. La competición de hoy será entre las finalistas de la prueba anterior, es decir, entre Nuria y Ana y… falta una por elegir. ¿Charlie, a quién elegimos?

—Clara es mi favorita por llevar mis apuntes siempre, así que no voy a ser imparcial.

—¡Y Clara! Participaréis en la penúltima prueba.

—Oye, eso no es justo —dijo Sandra.

—Ya os avisamos de que no lo iba a ser —le dije en mi defensa.

—Bien, por elección popular la final será entre Ana, Nuria y Clara. Vais a tener que entrar las tres a la vez en un box, ahora os diremos cuál, donde os espera una pequeña sorpresa. Tendréis que actuar en función de lo que consideréis. No vale avisar a ningún médico. Os habéis sacado la carrera, sois unas leonas y la base la tenéis. Por cada acción correcta, os recompensaremos con puntos extra, pero recordad que cada acción que ponga en potencial peligro la vida del paciente será penalizada restando puntos. Charlie, ponte en posición, por favor.

—A sus órdenes, *my lady*. Dame dos minutos para prepararme.

Dicho esto, me metí en el box que teníamos vacío y me acosté en la cama tapado con una sábana. Ellas no sabían que Meri y yo habíamos preparado un caso clínico.

—¡Amoreee! ¿Estás listo? —me gritó Meri desde fuera del box.

—¡Adelanteee!

—Novatas, es vuestro turno. Empieza la segunda prueba.

Las novatas abrieron la puerta y me encontraron en posición. Nuria empezó a reírse. A juzgar por su cara de concentración, supe que Clara se había metido en el papel. Ana daba vueltas por el box confundida sin saber si les estábamos tomando el pelo.

—Hola, me llamo Clara y soy su enfermera. ¿Se encuentra bien? —se adelantó Clara. Así me gusta, ha entendido la prueba a la perfección.

Meri entró en la habitación.

—Dos puntos para Clara. Esa es la actitud. Veamos… Varón. Veinticinco años. Accidente de tráfico, acaba de chocarse contra un coche. Él iba en la moto. No tenemos más información, nos lo acaba de traer la ambulancia. Empezad.

—¡Si se ha chocado con la moto seguro que tiene un traumatismo craneoencefálico! —apuntó Ana.

—Pero, un momento, hay que ir por orden, ¿no? El ABCDE que nos enseñaron —dijo Nuria.

—Un punto para Nuria. Soldado, vas por buen camino. Continuad —dijo Meri.

Ana empezó a centrarse y se acercó a la camilla.

—Vale, hay que ver si tiene la vía aérea permeable. Eso era la A, ¿no? *Airway*...

—Ahá, ¿y cómo lo valoramos? —apuntó Meri.

—Yo sé, yo sé. Ver, oír, sentir. No veo que respire, pero quizá está haciéndolo de forma superficial —dijo Clara. Acercó su oreja a mi boca a la vez que ponía una mano en mi pecho—. Oigo que respira, pero muy poco. El tórax se levanta pocos centímetros.

—¡Ding, ding, ding! Dos puntos más para Clara. Ya llevas cuatro, reina. Estás a punto de alcanzar a Ana —dijo Meri mirando el papel donde llevaba el *ranking*—. Veamos, novatas. Atentas. ¿Cuáles son las lesiones RIM? Haced memoria.

—¡No es justo! —dijo Ana—. ¿Qué coño es eso? No me acuerdo.

—¡Lesiones de riesgo inminente de muerte! —afirmó Nuria—. ¡Hemotórax masivo, volet costal, neumotórax y obstrucción de la vía aérea!

—¡Bingo! Cuatro puntos para Nuria. Ahora tienes ocho, estás en cabeza. Vuestro paciente sigue muriéndose. Se os escapa algo. Está hipotenso y desatura. Todavía no habéis descartado ninguna de las cosas que habéis dicho e igualmente os lo digo ya, os falta algo.

Clara cogió el fonendoscopio que había colgado del box y se puso a explorarme el tórax. Intento aguantarme la respiración para que no vea que estoy, afortunadamente, respirando con normalidad.

—Su tórax ya casi no se levanta. Pulsos débiles.

—Dos puntos más para Clara. Seis puntos en total. Vas por buen camino, ya sé por qué eres la favorita de Charlie. Ahora te falta averiguar por qué. Os doy una pista: tiene los tonos cardíacos apagados.

—¿Por qué le habéis pintado con bolígrafo las venas del cuello? —dijo Ana

—Ah… dímelo tú. Ana, me estás fallando, ponte las pilas, campeona —le respondió Meri.

—¡Ingurgitacion yugular! —gritó Nuria.

—No te voy a dar puntos por eso, te lo he puesto a huevo, cariño —le dijo Meri—. A ver, no debería hacer esto pero lo voy a hacer. ¡REPASO! Novatas. Centraos. Hipotenso. Ingurgitación yugular. Tiene los tonos cardíacos apagados. ¿Y bien…?

—Joder… eso era algo. Lo estudiamos en la carrera —afirmó Clara.

—Tri… ada de… Beck —dijo tímidamente Ana—. ¡TRIADA DE BECK!

—¡Esa es mi chica! Cinco puntos para Ana por el gran hallazgo y con esto te sitúas en el número uno con ¡DIEZ PUNTOS! Habéis identificado la triada, pero todavía no me habéis dicho qué significa ni cómo intentáis solucionarlo. Os recuerdo que vuestro paciente se está muriendo.

—La triada de Beck son los tres síntomas que presentan casi todos los pacientes que sufren de un taponamiento cardíaco —afirmó Ana orgullosa.

—Eso es, ratita de biblioteca. Y no quita que se siga muriendo. Poneos las pilas.

Cuando un paciente tiene un taponamiento cardíaco tiene sangre o líquido en el espacio que existe entre el corazón y el pericardio, el «saco», digamos, que rodea el corazón y que es muy poco flexible. El líquido se va acumulando progresivamente hasta que empieza a ejercer presión sobre el corazón, provocando que, al final, no pueda bombear suficiente sangre al resto del cuerpo, con consecuencias nefastas para el paciente... como la muerte. La única solución viable para que salga de esa movida con vida es que alguien drene el líquido de ese espacio y libere al corazón de esa presión para que le permita bombear con normalidad y recuperar así el equilibrio.

A esta conclusión supongo que había llegado también Clara, quien, con ojos inyectados en sangre, cogió una aguja de veinte mililitros, una aguja intramuscular bastante larga, y se abalanzó sobre mí con intención de clavármela.

—¡Ya basta! ¡YAAA! —le gritó Meri—. Se acabó el simulacro. Está bien. Clara, has identificado el problema y la solución, que era drenar el taponamiento cardíaco. Digamos que hacerlo así es bastante osado, pero te compro el intento. Te voy a sumar diez puntos por tu propuesta, lo cual te da un total de... dieciséis puntos, pero has intentado apuñalar a un compañero sin tener en cuenta que esto era un juego, con lo cual te voy a restar cinco puntos. Eso te deja con un total de once puntos. El *ranking* queda así, novatas: en primer puesto, Clara con once puntos, en segundo puesto, Ana con diez puntos y en tercer lugar, Nuria con ocho puntos. Esto está bastante reñido, amiguitas. Saldremos de dudas con la tercera prueba y mañana... que, por cierto, son las nueve y media y nuestro parte llega en media hora.

—Vámonos, Gloria, que esto ya lo tenemos perdido… —le dijo Sandra a su amiga.

—Os veo a la salida, soldados. Lo habéis hecho genial —las alentó Meri.

Nos dispersamos, pasamos cada uno nuestros partes y nos fuimos a casa. Al aparcar le mandé un mensaje a Meri. Ambos habíamos visto la ilusión con que las novatas habían cruzado las puertas de la nueva UCI para volver a su casa. Ese era justo el objetivo que estábamos persiguiendo, por el que habíamos organizado estos juegos. Es duro intentar hacer tu trabajo al cien por cien siempre sin ver ningún tipo de reconocimiento. A la dirección del hospital parece que eso le de igual o que se le haya olvidado, pero como trabajadores enfermeros rasos, nosotros lo tenemos bastante claro y reciente todavía. Ojalá alguien hubiera hecho esto por nosotros durante la época fuerte de la pandemia. Un pequeño refuerzo positivo siempre le sienta bien a todo el mundo.

Lo cierto es que no teníamos pensado en qué iba a consistir la tercera prueba, que sería la que definiría quién iba a ser la ganadora de la primera edición de nuestro pequeño y modesto concurso. Tampoco era algo que me preocupara especialmente: Meri es tan creativa que en cualquier momento improvisa cualquier cosa.

Al día siguiente todas estaban absolutamente volcadas en la competición. Iban haciendo sus tareas repasando la teoría de la carrera, pensando en que la prueba final pudiera ser una especie de *quiz* de preguntas sobre la reanimación cardiopulmonar avanzada o los cuidados básicos de un paciente en ECMO.

—Vale, chicas. ¿Cómo vais de faena? —les pregunté para ayudarlas—. Yo ya estoy libre de mis pacientes, así que si necesitáis manos, estoy libre.

—Ahora que lo dices, mi paciente no está muy fino y no sé que le… —empezó Clara mirando el monitor justo antes de que empezara a hacer una taquicardia ventricular.

—¡MERI! ¡PARO! ¡SE HA PARADO! —grité—. ¡ANA! ¡NURIA! ¡OS QUIERO AQUÍ! ¡YA!

Las chicas respondieron al segundo a mi petición acudiendo de inmediato. Meri entró corriendo en el box y empezó a coordinar.

—Vale, chicas, esto no estaba preparado, pero ¡PRUEBA NÚMERO TRES! Esto no es un simulacro. Charlie, empieza compresiones. Yo me ocupo de la vía aérea. ¡ANA! Tienes que encargarte de los tiempos, tú dictarás la medicación. ¡NURIA! Trac ya el carro de paros, necesito un desfibrilador ahora. ¡AHORA!

Todas las chicas se pusieron en marcha como si estuviera ensayado de antes y lo hubiéramos pactado. De forma sincronizada, empecé a hacer compresiones torácicas y Meri conectó al paciente, que estaba en tubo en T (es decir, desconectado en ese momento), al respirador.

—¡Nuria, quiero que le pongas los parches ya! ¡YA! ¿Están puestos? —dijo Meri. (Aclaro: llamamos parches a las pegatinas sobre las que desfibrilamos al paciente)

— ¡Parches puestos!

—¡Bien hecho! Carga ahora, vamos a desfibrilar. ¡TODO EL MUNDO FUERA! ¡Que no toque nadie! ¿Me habéis oído? ¡FUERA! —gritó Meri justo antes de que todos nos alejáramos del paciente.

—¡DESCARGA! ¿Tenemos ritmo? —preguntó Meri mirando al monitor—. Seguimos en taquicardia ventricular. ¡Seguimos en taquicardia! ¡SEGUIMOS!

—¡Ana, sustitúyeme en las compresiones! —le pedí—. ¿Cómo vamos de tiempo?

—En un minuto vuelve a tocar descarga. ¡Te sustituyo!

Ana me cogió el relevo y continuamos con el paro. Nuria apuntaba en una hoja los tiempos que estamos siguiendo y comenzó a preparar la medicación sin que nadie le pidiera que lo hiciera.

—¡TOCA DESCARGA! ¡TODO EL MUNDO FUERA! —repitió Meri—. ¡SEGUIMOS EN TAQUICARDIA SIN PULSO! —Cada vez estábamos más nerviosos.

—¡Meri, a la siguiente toca adrenalina y amiodarona! ¡Yo llevo los tiempos! —le advertí.

—¡Vale, avísame, *amore*! Estoy preparada. ¿Nuria, medicación preparada?

—¡PREPARADA!

—¡Vale, toca ya! ¡DESCARGA! ¡Nuria, medicación! ¡Un miligramo de adrenalina y trescientos miligramos de amiodarona! ¡¡AHORA!! —le dije a Nuria.

—¡HEMOS RECUPERADO RITMO! —dijo Meri.

Todos paramos a la espera de lo que viéramos en el monitor. Aparentemente habíamos recuperado pulso y la tensión del paciente se había normalizado. Estábamos temblando entre sudores fríos, pero habíamos salido del mal trago. Meri se acercó a las chicas y les propuso hacer un *debriefing*, una especie de reunión posterior al paro para poder comentar todo lo que habíamos hecho bien y lo que habíamos hecho mal, y a las chicas les pareció bien, por lo que quedamos en el control de enfermería. Habían sacado la situación con muchísima profesionalidad y era algo que teníamos que reconocerles.

—Chicas, habéis estado increíbles. La verdad es que no tenía pensado qué íbamos a hacer para la tercera prueba, pero lo de hoy ha sido una prueba de fuego. Estoy muy contenta y muy orgullosa de vosotras —confesó Meri—. Todas recibís diez puntos por vuestra actuación de hoy, habéis estado impecables. Me gustaría que compartierais el premio si así lo consideráis. Os quería decir que todo esto lo hemos hecho para intentar hacer germinar en vosotras la semilla de la ilusión por la enfermería y la curiosidad por seguiros formando. Me encanta ver que venís cargadas de energía y que estáis preparadísimas. Me habéis convertido en una moñas, yo antes no era así. Tan solo os quiero decir que me gustaría que recordarais estas pequeñas cosas, y que cuando las que somos más veteranas ya no estemos, os inspiren para ayudar a las que sean más novatas que vosotras. Como fuimos nosotras en su día —concluyó mientras me cogía del hombro visiblemente emocionada.

—La UCI es un mundo complejo, chicas —les dije mientras le devolvía el gesto a Meri—. Tenéis que ser conscientes de que estar aquí implica resistencia, dedicación, formación constante y perseverancia. Nadie os lo va a poner fácil, ni el hospital ni los familiares. Meteos eso en la cabeza. Pero quiero que recordéis al final del día, cuando os vayáis a casa, que estáis salvando vidas. Vais a llorar, vais a reír y volveréis a llorar otra vez. Os va a tocar presenciar cosas que nadie con vuestra edad debería ver. Y llegaréis a casa y se las contaréis a la gente que queréis, y seguramente no os sentiréis comprendidas. Pero es normal. Y por eso quiero que ahora os miréis entre vosotras, porque cuando eso pase, esta va a ser la familia que tendréis. Aquí siempre encontraréis un hombro en el que llorar y también alguien con quien reír y salir a tomar algo cuando dejéis el trabajo llenas de adrenalina después de un fin de semana plagado de emergencias. Y disfrutaréis, pero también sufriréis, y lo único que quiero que recordéis es tan solo la razón por la que decidisteis ser enfermeras. Recordad por qué os metisteis en esto, porque si tenéis eso claro, no habrá pandemia que pueda con vosotras. Han venido vuestros partes, chicas... Marchaos a casa. Lo habéis hecho muy bien.

Capítulo 10

Un último paseo

Y los días pasaron, y las novatas dejaron de serlo. Aquello me produjo una nostalgia que no sabría bien bien cómo explicar. Como si no quisiera que el tiempo siguiera su curso natural. Qué fácil era antes medirlo: primero de carrera, tercero de carrera, primero de máster… Y de repente entras en una nueva etapa donde ya no existe primero de nada, simplemente vas a trabajar un año sí y otro también, y ya no disciernes por cursos, sino por tandas de novatas que entran en la UCI.

La pandemia me fue bien para establecer un separador temporal entre las cosas que habían pasado antes y las que habían pasado después. Todos habíamos madurado después de aquello. Un año más tarde apenas parecía un recuerdo. Me muero de ganas de poder contarle a mis hijos, o a mis nietos, las experiencias, sentado en una mecedora con una foto en blanco y negro: «¿Recordáis esa fatídica época que sale en todos vuestros libros en la que la gente se volvió loca y arrasaron con los supermercados? Pues vuestro abuelo estaba en el hospital luchando en primera fila para solucionar todo eso».

Meri me salvó la vida. Mi salud mental no sería la misma si ella no hubiera estado presente todo ese tiempo. Como os decía en otro capítulo, las bromas que hago pueden ser controvertidas. Muchas veces hasta se cuestiona mi ética por el hecho de hacerlas, pero mucha gente no es consciente de que si no relativizáramos todo lo que nos pasa, nos volveríamos locos. Cada drama, cada paciente que empeora, cada muerte es una razón para irnos a casa llorando y una oportunidad para darle la vuelta a la tortilla e intentar irnos a la cama con, si no siempre una sonrisa, al menos una reflexión. Llevo varios días bastante reflexivo con esto. También reflexivo con la UCI en sí. Si trabajáis en una igual que yo, quizá os haya pasado también que a veces no estáis seguras de que lo que hacéis sirva para algo. Me pasó una vez cuando una paciente joven de la que me había encariñado mucho murió. Ahí te preguntas: ¿realmente tiene sentido lo que estamos haciendo? ¿Hasta qué punto evitar el curso natural de las cosas es lo que debemos hacer? Pero el resto de los días ves que sí tiene sentido todo lo que haces cuando consigues, junto a tus compañeros, salvar a alguien y ver que sigue adelante.

Meri ha evolucionado mucho también desde que empezamos. Al principio, el escuadrón trinchera lo construimos nosotros. Después se unieron Belén y Sara. Más adelante Sandra, Nuria y Gloria y, por último, Ana y Clara. Me gusta ver cómo la familia sigue creciendo y entre todas nos apoyamos, no solo para avanzar la faena, sino para darnos soporte emocionalmente.

Carmen sale de su despacho directa hacia Meri. Ella levanta la mano al verla.

—Acabo de meter en una bolsa a mi paciente favorito. Por favor, hoy no tengo el día —se sincera Meri.

—No te preocupes, hablamos mañana —responde Carmen de forma comprensiva.

Incluso ella ha cambiado. Todas las experiencias vividas han limado las asperezas hasta de la más dura y resistente de las rocas. Carmen nos habla con más tolerancia e indulgencia. Cuando tenemos un problema, se muestra mucho más benevolente, lo cual nos ha hecho tener más confianza con ella para contarle los problemas de la unidad.

Ha llegado mi relevo y me voy a coger unos cuantos días de vacaciones. Últimamente la faena me sobrepasa un poco y necesito volver a conectar conmigo mismo. He pasado el parte. Ya está. Hasta dentro de un tiempo. Hoy estaba en el último box de la UCI, por lo que tras coger mi mochila emprendo mi rumbo hacia la puerta, que se encuentra en el otro extremo, lentamente, para dar pie a las reflexiones que me llenan la cabeza.

Cuando la pandemia empezó, todo el mundo decía que íbamos a salir de ella mucho más unidos. Yo no me lo creía en absoluto si os soy sincero, pero la energía general es diferente. No me malinterpretéis. La gente de la calle sigue exigiendo las cosas en vez de pedirlas por favor cuando vienen al hospital, nuestro trabajo sigue sin estar bien valorado y continuamos cobrando una mierda. Y así seguiremos, cobrando una mierda. Pero desde entonces nunca nos ha faltado una mano voluntaria cuando vamos mal de trabajo. Nuestros médicos también empezaron a valorarnos más cuando se fueron a otras UCIs y empezaron a trabajar codo a codo con enfermeras que no estaban preparadas para el mundo de los críticos. Nunca lo dirán, ya sabéis que son muy orgullosos.

Avanzando hacia la salida me cruzo a la guardia de hoy, entre la que reconozco a uno de los médicos con el que coincidí en su día. Una simple mirada con la suficiente complicidad es capaz de decirte «agradezco lo que hiciste aquel día en la UCI de Maternal, de verdad». A su lado, la Doctora Jones me sonríe y me desea que disfrute de mis vacaciones, ayer le dije que no nos veríamos en un tiempo. Le sonrío de vuelta. Ambos podemos leer en la mirada del otro: «Si no hubieras estado aquel día que se apagaron los respiradores, no sé qué habría pasado». Pero todo queda ahí.

Continúo avanzando por el pasillo. Clara me para a medio camino para darme un abrazo. Va a irse a estudiar un máster al extranjero, por lo que seguramente no nos volvamos a ver. La voy a echar de menos, es una buena chica. Ella se marcha hacia el otro lado moviendo su melena rizada hasta desaparecer al final del pasillo.

Avanzo un poco más. Desde donde estoy ahora puedo ver el control de enfermería. Sandra, Gloria y Nuria están una encima de la otra en las butacas. Mal sentadas, casi dejándose la espalda, medio abrazadas, enseñándose en el móvil un vídeo gracioso que han descubierto ayer. Les silbo para que me miren y me despido de ellas con la mano. Las tres se giran a la vez y me dicen adiós con la mano, sonrientes, antes de volver a centrar su atención en el vídeo. Un poco más adelante, Carmen cierra su despacho apresuradamente. «¡Disfruta de las vacaciones, Charlie», me imagino que piensa. No os emocionéis, se ha ablandado un poco conmigo pero no lo suficiente como para tenerme tanta confianza. Para ella debo seguir siendo el novato. Me hace gracia, pero creo que no quiero que eso cambie.

Sigo mi camino. Sara y Belén están juntas en uno de los boxes del principio, metidas dentro, hablando de sus cosas. Doy un par de golpes suaves al cristal para llamar su atención y me despido de ellas con un gesto de la mano. Ellas se despiden efusivamente y vuelven a ponerse a hablar la una con la otra.

Aquí acaba el paseo. Alargo la mano hacia el tirador de la puerta y la abro para irme. Cojo aire. Esta despedida es algo simbólica, pero cuando voy a dar el último paso que me separa entre la UCI y el exterior…

—¡Eh, tú, *atontao*. No estarás pensando en irte sin decirme nada, ¿no?

Meri me observa con mirada curiosa, de pie, apoyada en la puerta del box cinco con los brazos cruzados. Sonrío y retrocedo para darle un abrazo. La agarro con fuerza de la cadera y la levanto, haciéndola girar como si estuviéramos en una película romántica.

—Creo que te van a venir muy bien estas vacaciones.

—Sí, voy a aprovechar para desconectar un tiempo, ¿sabes?

—Oye, si en cualquier momento te apetece ir a tomar algo… llámame, ¿vale? —dice mirándome a los ojos.

—Creo que voy a apagar el móvil unos días. Necesito aclararme la mente —me sincero.

—Bueno, pero no te olvides de mí. Nosotras seguiremos aquí para cuando vuelvas.

—Lo sé. Te quiero mucho, ya lo sabes.

—No seas dramático. Márchate, anda —dice Meri sujetándome la puerta.

—Te voy a echar de menos —digo sonriente mientras le doy un abrazo inmenso.

—Nos vemos en las trincheras, Charlie.

—Nos vemos en las trincheras.